W0279260

www.blue-panther-books.de

Anna Lynn

FeuchtOasen^2

Erotische Bekenntnisse

www.blue-panther-books.de

BLUE PANTHER BOOKS TASCHENBUCH
BAND 2163

1. AUFLAGE: FEBRUAR 2010

VOLLSTÄNDIGE TASCHENBUCHAUSGABE

ORIGINALAUSGABE

COVER: ISTOCK
UMSCHLAGGESTALTUNG: WWW.HEUBACH-MEDIA.DE
GESETZT IN DER TRAJAN PRO UND ADOBE GARAMOND PRO

PRINTED IN GERMANY
ISBN 978-3-940505-40-8

WWW.BLUE-PANTHER-BOOKS.DE

»OrientSex«
Die Internet-Story

Mit dem Gutschein-Code

AL2TBZABG

erhalten Sie auf

www.blue-panther-books.de

diese exklusive Zusatzgeschichte als PDF.
Registrieren Sie sich einfach online oder
schicken Sie uns die beiliegende
Postkarte ausgefüllt zurück!

INHALT

Vorwort . . . 9
1. Anna: AnfangsSchwierigkeiten . . . 10
2. Anna: TaxiFick . . . 14
3. Anna: Verschiedene SexAnsichten . 16
4. Nadja: Der MatheLehrer . . . 19
5. Anna: SchnellBefriedigung . . . 24
6. Nadja: Geiles, böses MistStück . . . 25
7. Anna: ZurückHaltung . . . 31
8. Anna: NotLösung . . . 37
9. Nadja: Erste SexErfahrungen . . . 40
10. Anna: GärtnerFreuden . . . 41
11. Nadja: PapaGeno . . . 47
12. Anna: Möse auf nüchternen Magen . 53
13. Anna: Der Junge im Wald . . . 57
14. Anna: Die DessousVeranstalterin . 59
15. Dave: WahnsinnsFrau . . . 66
16. Anna: EndSpurt . . . 68
17. Senta: Kurze StreichelEinheiten . . . 69
18. Anna: LesbiTraum . . . 71
19. Anna: PartyVorbereitungen . . . 82
20. Susan: OrgelSpiel . . . 87
21. Anna: Der HeilPraktiker . . . 91
22. Senta: AbWechslung . . . 99

INHALT

23. Anna: Die Party beginnt! 101
24. Anna: FickHöschen 107
25. Anna: Der heisse Teil der Party . . . 110
26. Margarita: Unersättlich 111
27. Anna: SchnellFicker 115
28. Anna: PartyEnde 115
29. Anna: Die drei WunderKnaben . . . 117
30. Anna: MuschiPflege 123
31. Anna: Die Neue 126
32. Anna: Neue Stadt neuer Sex! 135
33. Luisa: SexMonster 138
34. Anna: Der Grieche 144
35. Anna: Ein richtiger Kerl 150
36. Anna: Geschäftliches 154
37. Anna: ChauffeursSchwanz 158
38. Luisa: Schwarzer Adonis 162
39. Anna: MorgenRitt 165
40. Anna: Der König der Löwen 168
41. Anna: TennisLuder 172
42. Anna: Ungeheuer 176
43. Luisa: JungIngenieur 178
44. Anna: AbschiedsFick 184
45. Anna: OrientSex [nur im Internet]. . . 190

Vorwort

Meine Vorgängerin Judy, der ich meinen Mann Frank und das neue Leben, das ich jetzt führe, zu verdanken habe, ist tot. Jedenfalls sagt man das …

Was mich betrifft, so bin ich mir sicher, nicht genauso spurlos zu verschwinden, wie sie. Und wenn doch, dann wird das eine Lawine lostreten, an der sich alle Schuldigen den Hals brechen werden! Ich habe mich abgesichert, und das werde ich in einem Gespräch meinem geliebten Gatten Frank noch einmal klarmachen. Er hat mir versprochen, an einem der nächsten Abende Zeit für mich zu haben.

Auf meiner Hochzeitsreise, die ich allein auf einem der Schiffe meines Mannes, die nun auch in meinen Besitz übergegangen sind, verbrachte, hatte ich viel Spaß, und meine Muschi und ich sind voll auf unsere Kosten gekommen. Es war wie im Paradies!

Meine Muschi ist schon wieder hungrig – ich auch! Auf sexuellem Gebiet lässt mir mein Mann alle Freiheiten, jedoch unter einer Bedingung: Sein guter Ruf darf nicht geschädigt werden. Alles muss diskret vor sich gehen – kein Aufsehen, keine Pannen, keine Kompromittierung, sonst ist alles aus. Allerdings gibt es für den Fall einer Trennung eine riesige Abfindung, die mir ein sorgenfreies Leben garantiert.

1. Anna: Anfangsschwierigkeiten

Während meiner Abwesenheit hatte mein Mann eine Hausdame eingestellt. Hierbei handelte es sich um Nadja, eine Medizinstudentin aus Russland.

Pflichtbewusst packte sie meine Koffer aus, und ich half ihr dabei. Nadja war ein hübsches, junges Ding. Sie hatte gerade ihre High School hinter sich gebracht und brauchte einen Job, um Geld neben ihrem Medizinstudium zu verdienen. Ich war gespannt, wie sie sich anstellen würde. Auf jeden Fall war es für mich angenehm, eine eigene Hilfe zu haben. Dass sie auch noch hübsch war, eine gute Figur mit einem strammen Arsch, wohlgeformten Beinen und hübsche runde Titten besaß, machte die Sache für mich noch angenehmer.

Stumm legte Nadja meine Sachen auf das Bett und ich verräumte sie im Schrank. Ich war noch müde von der Reise, und hatte keine Lust zum Reden. Dass die Unterredung mit Frank erst morgen Abend stattfinden sollte, darüber war ich sehr froh, denn heute wäre das mir zu anstrengend gewesen.

»Wo bist du untergebracht?«, fragte ich Nadja schließlich.

»Im Gartenhaus, wo der Chauffeur und der Gärtner wohnen.«

»Morgen Vormittag wirst du umziehen. Bei den beiden hast du nichts verloren. In meiner Etage sind zwei Gästezimmer, davon bekommst du das Größere mit einem hübschen Bad, schönem Bett, großen Balkon und herrlichem Blick auf den Park.«

Nadja strahlte. »Vielen Dank!«

***

Am nächsten Morgen erledigten Nadja und ich den Umzug, wobei uns Dave, der Gärtner, mit einem sauertöpfischen Gesicht dabei half. Wahrscheinlich hatte er Nadja schon als sichere

Beute für sich vereinnahmt. Pech gehabt, mein Lieber, dachte ich zufrieden. Die Kleine gehörte erst mal mir!

Ich wollte mir sehr wohl überlegen, ob ich den Gärtner Dave und den Chauffeur Burt so einfach an mich ranließ. Judy, die erste Frau von Frank, hatte es damals getan. Doch bei mir musste schon Not am Mann sein …

Mein Mann Frank hatte nichts dagegen gehabt, dass die beiden Männer Judy zu jeder Tages- und Nachtzeit bestiegen haben, und auch bei mir sah Frank diese Großzügigkeit vor. Die beiden Männer waren allerdings, so auch bei mir, zum Schweigen verurteilt, sonst würden sie sofort ihren Job verlieren.

Was mir Judy so von den beiden erzählt hatte, war ungeheuerlich. Sie mussten wohl ihre Qualitäten haben. Der Gärtner sollte mit seinem langen dünnen Schwanz ein echter Arschficker sein. Ich dachte darüber nach und es klang sehr reizvoll für mich. Meine Muschi wurde nass, oh, oh …

Ich konzentrierte mich wieder auf das Einsortieren von Nadjas Sachen.

***

Nachdem Nadjas Umzug vollbracht war, wollte ich ihr erst einmal auf den Zahn fühlen. Dazu setzten wir uns auf meine Terrasse und ich schenkte uns Orangensaft ein.

»Nadja, ich möchte dich gern näher kennenlernen, erzähl doch ein bisschen aus deinem jungen Leben. Wer bist du, woher kommst du, was kannst du, was hast du so vor?«

Sofort begann sie. »Ich bin in einem Ort in der Nähe von Kiew geboren. Meine Eltern haben eine Gärtnerei, und mein Vater stellte sich vor, dass ich dort arbeiten könnte und die Gärtnerei eines Tages übernehmen würde. Doch ich wollte lieber Medizin studieren. Es gab großen Streit zu Hause. So habe ich meine Eltern eines Tages einfach vor vollendete Tatsachen gestellt und gesagt, dass ich nach Amerika möchte, um dort auf die High School zu gehen. Da mein Englisch, das ich als Wahlfach hatte, schon immer recht gut war, traute ich mich zu diesem Schritt und reiste in die USA. Vor kurzem schaffte ich meinem High School-Abschluss und möchte nun Medizin studieren. Dazu wollte ich mir ein paar Dollar nebenbei verdienen, und zufällig las ich die Anzeige Ihres Mannes, in der er eine Hausdame für Sie gesucht hatte. Und so bin ich hergekommen.«

»Und deine Eltern?«

»Ich telefoniere regelmäßig mit ihnen. Meine Mutter ist sehr stolz auf mich, und mein Vater versucht sich noch immer mit der Situation abzufinden.«

Wir schwiegen beide.

Dann sagte Nadja leise: »Ich bin Ihnen dankbar, dass Sie mich hier in Ihre Nähe geholt haben, denn die beiden Herren, die im Gartenhaus wohnen, waren mir irgendwie unheimlich. Vor allem der Chauffeur. Vielleicht bin ich ja auch nur überempfindlich oder übertreibe ...«

»Die beiden sollen eigentlich sehr nett und verbindlich sein. So lange kenne ich sie auch noch nicht. Die erste Frau meines Mannes hat nie etwas Negatives über sie erzählt. Aber ich bin auch froh, dich in meiner Nähe zu wissen. Jeder halbwegs normale Mann muss auf andere Gedanken kommen, wenn er eine so schöne junge Frau als Zimmernachbarin im gleichen Haus hat. Deine knackige Figur, dein schöner runder Po und deine blonde Mähne machen die Männer einfach an! Du sprühst ja nur so vor Sex!«

Nadja wurde blass und rang um Fassung.

»Was ist los?«, fragte ich. »Habe ich etwas Falsches gesagt?«

»Das nicht«, erwiderte Nadja, »nur ...«

»Sprich dich aus. Mir kannst du vertrauen«, versicherte ich.

»Also, ich finde Sex … abstoßend und eklig!«

»Oh!« Mehr wusste ich nicht zu sagen.

Nadja sprang auf. »Ich will nichts mit Männern zu tun haben! Und jetzt möchte ich gehen, will nicht weiter über dieses Thema sprechen.«

»Wie du meinst«, sagte ich etwas ratlos und ließ sie aus dem Zimmer stürmen.

Was hatte ich nur verkehrt gemacht? Ich sah auf die Uhr. In ein paar Stunden hatte ich den Besprechungstermin mit meinem Mann Frank, auf den ich mich noch vorbereiten wollte.

***

Punkt neunzehn Uhr trafen wir uns im Esszimmer. Ich war ein wenig nervös. Doch wir aßen erst, was mich beruhigte. Es gab eine Hummercremesuppe, Lachsfilet auf Blattspinat und zum Dessert meine Lieblingssüßspeise: Schokoladenpudding mit Vanillesoße. Dass Frank daran gedacht hatte – alle Achtung!

Beim Essen ließ er sich von meiner Solo-Hochzeitsreise berichten. Er war schon traurig darüber, dass er wegen eines wichtigen Termins nicht hatte dabei sein können. Von daher erzählte ich auch nur das, was ihn nicht kränken würde. Es war ein richtig harmonisches Abendessen wie bei ganz normalen Ehepaaren.

Nach dem letzten Löffel Pudding fragte Frank mich freundlich: »Was hast du denn auf dem Herzen, Anna?«

Jetzt wurde mir doch etwas flau, ich begann zögerlich: »Ich bitte dich um Verständnis für das, was ich dir jetzt sagen werde.«

Er nickte.

»Deine erste Frau Judy ist ja unter mysteriösen Umständen verschwunden. Kein Mensch weiß, ob sie noch lebt, ob sie tot ist. Vielleicht weißt du es ja. Ich möchte dir nichts unterstellen.

Das einzige was ich möchte, ist, dass du weißt, sollte mir etwas zustoßen, dann wird nach mir gesucht, bis ich oder meine Leiche, samt Mörder und die, die dahinter stecken, gefunden sind. Für die Schuldigen wird es kein Entrinnen geben.«

Frank blieb gelassen. Das einzige, was er sagte, war: »Schenk mir bitte einen Cognac ein.«

Er trank ruhig mit kleinen Schlucken. Nach einer Weile äußerte er sich mit einem Schmunzeln: »Du bist ja mit allen Wassern gewaschen! Was du dir da zurechtgelegt hast, ist klug und durchdacht. Aber in einer Sache muss ich dich leider enttäuschen: Ich habe mit dem Tod Judys nichts zu tun!« Er beugte sich in seinem Stuhl zu mir nach vorn und sagte: »Anna, du musst dir wirklich keine Sorgen machen, in meinem Haus wird dir nichts passieren! Wir haben Verträge, die alle ausschließlich zu deinen Gunsten geschlossen wurden. Halte dich einfach nur an sie, und dir wird nichts geschehen. Ein angenehmeres Leben kannst du kaum führen!«

Er sah auf die Uhr. »Und jetzt entschuldige mich bitte, es ist schon spät, Gute Nacht, meine Liebe.« Er küsste mich leicht auf die Stirn und verließ das Esszimmer.

Mir fiel ein Stein vom Herzen. Erstens war ich froh, dass ich es hinter mir hatte, und zweitens war ich erleichtert, dass Frank so nett reagiert hatte.

2. Anna: TaxiFick

Ich ging auf mein Zimmer. Dort lief ich unruhig hin und her. Ich brauchte Ablenkung, ich brauchte etwas für meine Muschi. Am liebsten wäre ich eben über meinen Mann hergefallen, aber da er impotent ist, haben wir keinen Sex.

So zog ich mir einen leichten Mantel über und ging nach draußen. Irgendetwas musste passieren – aber was?

Eine Weile lief ich durch die nächtlichen verlassenen Straßen, als plötzlich ein Auto von hinten herankam. Ich drehte mich um. Ein Taxi. Ich winkte. Der Fahrer hielt sofort. Ein toller Typ! Schwarze Locken, hübsches Gesicht ...

»Wo soll es denn hingehen?«, fragte er lächelnd.

Ich reiche ihm einhundert Dollar und sagte: »Egal! Wohin du willst.« Meine Muschi fing an zu tropfen, und zwischen meinen Beinen wurde es feucht. Ich war scharf, wollte so schnell wie möglich sein Ding in meiner Möse haben. Ich setzte mich in das Taxi.

Er starrte mich mit offenem Mund an.

»Nun mach schon«, schnaubte ich. »Fahr dahin, wo uns keiner sieht und dann fick mich!«

Er fuhr los, bog irgendwann von der Hauptstraße ab und landete auf einem großen Parkplatz direkt an einem Fluss. Hier konnte uns wirklich niemand sehen, denn es war stockdunkel. Er legte beide Lehnen um, zog mir erst meinen Slip aus, dann seine Hose und schon war er drin. Wie ein Hengst stach er zu, rührte in meiner Möse herum, bis es schon nach kurzer Zeit bei mir kam. Er fickte weiter, zauberte noch zwei Orgasmen aus mir heraus und fragte dann, ob ich das immer so machte.

»Nein«, antwortete ich, »das war eine Ausnahme, wegen eines besonderen Anlasses. Wenn du willst, kannst du noch ein wenig in meiner Möse spielen, ich hab noch nicht genug. Wenn dir einer hochkommt, steck ihn ruhig noch einmal rein.«

Das ließ er sich nicht zweimal sagen. Sofort wühlte er sich mit Mund und Nase in meine Muschi hinein, während ich mir sein Gerät schnappte und es mit geübtem Griff in kurzer Zeit wieder hochjubelte.

»Steig aus«, sagte der Fahrer. »Bück dich, ich will dich von hinten nehmen.«

Auch gut, dachte ich und tat, was er wollte. Wie geschmiert glitt er in meine Muschi hinein, was sie ja auch war. Wenn meine Muschi eine Stimme gehabt hätte, hätte man sie über den ganzen Parkplatz vor Lust schreien hören.

Sein Ding bewegte sich herrlich rhythmisch in mir herum, bis ich noch einen Höhepunkt bekam, und mein Taxifahrer auch.

Langsam entfernte er sich aus meiner Muschi, gab mir einen leichten Klaps auf meinen schönen Hintern. Dann knöpfte er seine Hose zu und fragte, wo ich jetzt hinwollte.

»Setz mich einfach in der Stadt ab, ich muss noch ein Stück zu Fuß gehen. Übrigens, dein schöner Schwanz hat mich wirklich wunderbar gevögelt.«

»Stets zu Diensten«, sagte er und gab mir seine Karte. »Egal, ob nur zum Fahren oder zum Vögeln. Es hat Spaß mit dir gemacht.«

Der Fahrer hielt in der Stadt. Ich strich noch einmal über seinen Penis, dann stieg ich aus und lief nach Hause, wo ich gegen Mitternacht ankam. Alles war dunkel. So schlich ich mich hinein, als ob ich etwas zu verbergen hätte.

Ich dachte an den Taxifick. Mein Verstand musste mir heute Abend einen Streich gespielt haben … Aber schön war es trotzdem gewesen – hatte ich es doch so nötig gehabt!

3. Anna: Verschiedene SexAnsichten

Früh am Morgen wurde ich wach. Irgendetwas hatte mich geweckt. Als ich die Augen aufschlug, stand Frank vor meinem Bett. Ich wunderte mich, denn das hatte er noch nie gemacht.

Ruhig setzte er sich auf meine Bettkante und schaute mich an. »Ich habe die ganze Nacht über unser Gespräch von gestern Abend nachgedacht. Ich habe Verständnis für deine Befürchtungen, obwohl sie grundlos sind. Ich möchte unser Zusammenleben so harmonisch wie möglich gestalten, und dazu gehört, dass wir neben unseren Abmachungen näher zusammenrücken – nicht nur nach außen.

Wir werden zwar kein gemeinsames Schlafzimmer haben, sondern du behältst im Haus dein eigenes Reich, und Nadja kann auch direkt neben dir wohnen, aber ich werde dir körperlich nicht näher kommen. Das hatten wir bereits besprochen.«

Ich nickte.

»Allerdings«, fuhr Frank fort, »würdest du mir eine Freude bereiten, wenn du morgens mit mir frühstücken würdest, mich öfter auf meinen Geschäftsreisen begleiten würdest, mit mir ab und zu ins Theater gingest, und dich somit öfter mit mir in der Öffentlichkeit sehen lassen könntest.« Nach einer Pause fügte er hinzu: »Wirst du darüber nachdenken?«

Ich bejahte.

Langsam fuhr er mit der Hand unter meine Bettdecke und streichelte ganz sacht meine Muschi. Er lächelte. Dann verschwand er.

Ich war gerührt, beinahe kamen mir die Tränen, und ich war gewillt, über alles nachzudenken. Ich nahm mir vor, Frank gleich morgen früh mit einem gemeinsamen Frühstück zu überraschen. Zufrieden stand ich auf und ging ins Bad.

Als ich angezogen war, kam Nadja blass und offenbar unausgeschlafen in mein Zimmer.

»Was ist los mit dir?«, fragte ich sie.

»Ich muss mit Ihnen reden, am besten gleich«, stieß sie hervor.

»Gut. Geh in die Küche und hol uns ein Frühstück, dann kannst du mir gleich sagen, was du auf dem Herzen hast.«

***

Nadja holte Brötchen, Butter, Marmeladen und Kaffee. Sie trank lediglich einen Schluck, rührte ihr Brötchen nicht an, stattdessen begann sie zu erzählen: »Ich habe die ganze Nacht nicht schlafen können, unser Gespräch hat mich so aufgewühlt. Von Sexualität haben wir wohl völlig verschieden Ansichten. Ich finde Sex eklig, es tut weh und dient nur, um Männern Lust zu bereiten und Frauen zu quälen. Ich hasse Sex!

Mit dieser Einstellung passe ich sicher nicht zu Ihnen, und ich bin zum Schluss gekommen, zu kündigen und Ihr Haus auf dem schnellsten Wege zu verlassen.«

Mir blieb fast der Bissen im Hals stecken. »Nun mal langsam, junge Dame, da stimmt doch was nicht!«

»Richtig, nichts stimmt! Nichts mit mir, und nichts mit den Männern und mir! Darüber möchte ich aber nicht sprechen. Ich möchte nur wissen, ob ich eine Kündigungsfrist einhalten muss, oder ob ich sofort gehen kann.«

»Und wohin, wenn ich fragen darf?«

»Das weiß ich noch nicht.«

»Hör zu, Nadja, ich mache dir einen Vorschlag: Als erstes frühstücken wir jetzt in aller Ruhe, dann fahren wir in mein Landhaus am See, wo uns kein Mensch stört. Dort werden wir uns mal so richtig aussprechen, und danach entscheidest du dich, ob du bleiben oder gehen möchtest.«

Nadja sah mich mit großen Augen an.

»Möchtest du mal mit mir reden?«

Nadja war einverstanden und nickte erleichtert.

***

Wir fuhren zum Landhaus. Ich hatte Frank noch ein paar

Zeilen auf seinen Schreibtisch gelegt, wo ich ihm mitteilte, dass ich mit Nadja erst morgen zurückkäme. Für übermorgen versprach ich ihm mein Erscheinen zum Frühstück.

»Ist das Ihr Landhaus?«, fragte Nadja begeistert.

»Nicht direkt meins ... es ist offiziell das Gästehaus der Reederei, wird aber ausschließlich von mir genutzt.« Ich klopfte mit der Hand auf den Sofaplatz neben mir. »Aber jetzt zu dir, komm setz dich und sprich dich aus. Ich vermute, du hast etwas Schlimmes erlebt. Du kannst es dir gern von der Seele reden, ich werde dir gut zuhören.«

Nadja wurde wieder unsicher und setzte sich mir gegenüber schüchtern auf einen Sessel.

4. Nadja: Der MatheLehrer

Stockend begann Nadja zu erzählen.

Es hatte eine riesige High School-Abschlussfeier in einer der Hörsäle gegeben, mit einem kalten Buffet und reichlich Alkohol, während eine Band spielte. Die Stimmung war super, und es wurde reichlich getrunken: Wein, Sekt, Brandy, Bier. Alles war da und jeder trank, was ihm schmeckte.

Nadja saß an einem Tisch mit einigen Freundinnen, einem guten Mitschüler und zwei Lehrern. Die Unterhaltung war gut, und mit flotten Sprüchen garniert.

Die Lehrer wechselten jede Stunde ihre Plätze, damit jeder von ihnen zum Abschied an allen Tisch ein Mal gesessen hatte. Gegen Mitternacht kam Nadjas heimlicher Liebling, und auch vieler anderer Mädchen, nämlich der Mathematik-Lehrer Mr Peter Grosso. Er war vierzig Jahre alt, besaß eine Superfigur und sah blendend aus. Zwar war er nicht nur Nadjas

Lieblingslehrer, doch neben sie setzte er sich nun, obwohl auf der anderen Seite des Tisches neben Michelle viel mehr Platz gewesen wäre. Nadja war begeistert. Das Gespräch drehte sich zwar um ihre Zukunftspläne, doch ihn in seiner Nähe zu haben, war großartig. Dass Nadja nicht studieren würde, war ihm unfassbar. Er bat sie, es sich noch mal zu überlegen. Chris, der an Nadjas rechter Seite saß, nickte bestätigend.

Irgendwann hörte die Band auf zu spielen und die Gesellschaft löste sich auf.

»Eigentlich habe ich noch keine Lust nach Hause zu gehen«, sagte Peter Grosso. »Hat noch jemand Lust auf etwas zu trinken? Ich kenne da eine nette Bar, ganz in der Nähe.«

Sieben Leute gingen mit, und es wurde eine lustige Runde. Doch nach und nach hatte Nadja genug Alkohol intus, und wollte nach Hause. Bei all der Trinkerei hatte sie die Zeit völlig vergessen. Die Metro fuhr nicht mehr und vierzig Kilometer mit dem Taxi waren ziemlich teuer, auch wenn sie den Fahrpreis mit Chris geteilt hätte.

Da sprang der schöne Mathelehrer für sie in die Bresche: »Ich rufe meine Frau an«, rief er. »Sie kann uns abholen. Nadja, Sie und Chris können bei uns schlafen, wir haben genügend Platz.«

Sie war froh, und nahm die Einladung dankend an.

***

Nach zwanzig Minuten war Mrs Grosso da. Sie sah blendend aus, passte vom Äußeren her genau zu ihm. Allerdings gefiel sie Nadja nicht. Ihre Augen waren kalt und ihre Art wirkte abweisend – Nadjas Freundin konnte sie sicher nicht werden. Sollte sie ja auch nicht, denn Nadja wollte lediglich ein Mal dort schlafen, und würde diese Frau wahrscheinlich nie wiedersehen.

Also fuhren alle los. Peter Grosso nahm mit Nadja hinten Platz, Chris setzte sich neben Mrs Grosso. So direkt neben

Peter Grosso zu sitzen, davon hatte Nadja lange geträumt. *Jetzt müsste er mich küssen*, dachte sie. Tat er aber nicht, dafür strich er mit seiner Hand über ihr Knie, streichelte es und versuchte, mit unter ihren Rock zu kommen. Sie schob seine Hand beiseite und rückte von ihm ab. Er grinste.

So haben wir nicht gewettet, dachte Nadja. Sie würde ihn zwar gern einmal küssen, mehr aber auch nicht. Letztendlich war er verheiratet, und sie war außerdem noch Jungfrau, was sie gern so lange noch bleiben wollte, bis der Richtige käme.

***

Zu Hause angekommen, führte Mrs Grosso alle ins Wohnzimmer ihres wunderschönen Hauses. Ihr Mann ging in den Keller und holte Wein herauf. Die Trinkerei nahm wohl an diesem Abend überhaupt kein Ende.

Nachdem die Gläser eingeschenkt waren, sagte Mrs Grosso: »Lasst und Brüderschaft trinken. Ihr seid jetzt aus der Schule heraus, euer Mathelehrer ist also keine Respektsperson mehr für euch.«

Alle stießen an. Sofort schnappte Mrs Grosso sich Chris, und ihr Mann nahm Nadja in die Arme, küsste sie so wild, wie sie es noch nie erlebt hatte. Seine Hand ging zu ihrem Busen, den er zärtlich streichelte. Nadja wurde ganz schwindlig. Sie entwand sich seiner Umarmung, wollte auch mit Chris ihren Brüderschaftskuss austauschen. Der bemerkte das aber überhaupt nicht, denn Mrs Grosso hatte ihm die Hose aufgeknöpft und wühlte zwischen seinen Beinen herum. Chris betätigte sich an ihrem Slip, war dabei, ihn ihr auszuziehen. Peter grinste.

»Komm«, sagte er, »wir wollen die beiden nicht stören.«

Völlig verstört folgte Nadja ihm in sein Arbeitszimmer. Dort stand eine riesige Couch, auf die er Nadja warf. Ungestüm drehte er sie rum und zog sie aus. So schnell konnte sie überhaupt nicht folgen, immerhin war sie ziemlich betrunken. Inzwischen war auch er nackt. Nadja sah einen riesigen Penis, wollte schreien, strampelte mit Händen und Füßen. Doch er legte sich auf sie, spreizte mit seinem Knie ihre Beine, als sie schon einen kleinen stechenden Schmerz spürte. Er war in sie gedrungen, hatte ihr ihre Unschuld geraubt. Sie war entsetzt!

Er rührte und bewegte sich hin und her in ihrer Vagina, immer schneller, immer brutaler, ohne Rücksicht. Schließlich ergoss er sich in sie, stöhnte und schrie wie ein Stier. Nur sein Ding blieb stocksteif stehen. Ohne Pause machte er weiter, und schrie Nadja an: »Beweg deinen Arsch! Lass mich nicht alles allein machen!«

Jetzt wollte er sie wieder küssen, steckte seine Zunge in ihren Mund, dass sie bald daran erstickte. In Nadjas größter Not biss sie zu. Peter schrie vor Schmerz, Blut lief aus seinem Mund.

Da kam seine Frau angerannt, wahrscheinlich vom Schrei angelockt, und sah die Bescherung. Sie giftete Nadja an: »Dafür wirst du mir büßen!« und nahm Nadjas gesamte Sachen – ihre Unterwäsche, den Rock, die Bluse – und schloss anstatt die Sachen, Nadja ein.

Nadja hörte, wie Mrs Grosso mit dem Notarzt telefonierte. Kurz darauf kamen die Stimme von Mrs Grosso und das Jammern von ihrem Mann im Flur zu hören. Eine Tür knallte. Dann war es still. Erschöpft schlief Nadja ein.

***

Gegen Mittag wurde sie wach, und hatte einen fürchterlichen Kater. Sie zuckte zusammen, als sie Chris vor ihrem Bett bemerkte. Dieser grinste sie an und sagte: »Ich bin scharf, lass uns ein bisschen vögeln.«

»Auf keinen Fall!«, rief Nadja. »Meine Vagina tut noch tierisch weh. Außerdem möchte ich duschen.«

Chris sagte Mrs Grosso Bescheid. Sofort war sie zur Stelle und begleitete Nadja ins Bad. Dort zog Mrs Grosso sich aus und ging mit Nadja unter die Dusche. Wortlos wusch Mrs Grosso sie ab – von oben bis unten, dann intensiv zwischen den Beinen.

»Lassen Sie das!«, fuhr Nadja sie an.

»Erstens sind wir per Du und zweitens will ich Spaß haben. Ich bin scharf auf dich! Außerdem hast du einiges gutzumachen. Mein Mann liegt mit Fieber im Bett und kann kaum sprechen, weil sie seine Zunge gestern genäht haben.«

»Mit mir gibt es keinen Spaß«, antwortete Nadja. »Ich werde Ihren Mann wegen Vergewaltigung anzeigen.«

Sie fing laut an zu lachen. »Da bringt mein Mann arglos so ein Flittchen wie dich mit nach Hause, weil es kein Geld für eine Taxe hat, die ihn dann verführt und sich nach Strich und Faden von ihm vögeln lässt, ihm vor Geilheit fast die Zunge abreißt und zum Dank erfolgt eine Anzeige wegen Vergewaltigung?! Glaubst du vielleicht, es gibt einen Richter oder Anwalt, der dir das glaubt?« Lachend schleppte sie Nadja in ihr Schlafzimmer, wo Peter im Bett lag, und schleuderte sie mit einem einzigen Handgriff neben ihn. Dann beugte sie sich über Nadjas Vagina, schob ihre Beine auseinander und sagte: »Nun pass genau auf, wie das geht. Denn gleich wirst du dasselbe mit bei mir machen!«

Sie ging mit ihrem Gesicht ganz nahe an Nadjas Vagina, steckte ihre Zunge hinein und leckte darin herum wie eine Wahnsinnige. Erst war es Nadja unangenehm, sie fand es sogar abscheulich, aber nach ein paar Augenblicken wurde es angenehm. Ein wohliger Schauer lief durch ihren Körper. Sie begann sich zu bewegen, und hatte kurz darauf einen riesigen Orgasmus. Sie schämte sich vor sich selbst. Aber Mrs Grosso ließ ihr keine Zeit zum Hadern, kniete sich über Nadjas Gesicht und schrie: »Zunge raus, leck' mich!«

Nadja drehte ihr Gesicht zur Seite. Sie konnte das nicht, ekelte sich. Da nahm Mrs Grosso ihren Kopf so zwischen ihre Schenkel, dass Nadja keine Luft mehr bekam. Verzweifelt trommelte sie mit ihren Fäusten auf die Frau ein. Endlich lockerte die über ihr Sitzende die Umklammerung und höhnte: »Leck oder erstick!«

Nadja steckte ihre Zunge in die sich ihr bietende Vagina und leckte in höchster Not kräftig darin herum.

»Oh, Nadja, das ist ja schrecklich!«, rief Anna mitten in Nadjas Bericht. »Bitte entschuldige, ich muss kurz zur Toilette. Bin gleich wieder da.« Anna wankte ins Bad, während Nadja ihr hinterhersah.

5. Anna: SchnellBefriedigung

Ich wankte ins Bad, war von der Schilderung Nadjas so erregt, dass ich mich kaum noch beherrschen konnte. Ich zog meinen durch und durch feuchten Slip aus, steckte zwei Finger in meine Muschi und holte mir einen runter, dass die Wände wackelten. Ich stöhnte vor Lust, konnte kaum genug kriegen. Wenn es mir jetzt nicht noch zweimal käme, würde ich über Nadja herfallen. Einen Höhepunkt hatte ich gerade aus mir herausgekitzelt, da erschien Nadja.

»Entschuldigen Sie, ich muss auch mal.«

»Komm, ich mach Platz für dich«, sagte ich und ging zurück ins Zimmer. Ich hatte mich einigermaßen wieder beruhigt, und als Nadja ebenfalls zurück war, konnte sie weitererzählen, und das ohne Gefahr für ihr Fötzchen – obwohl es mich schon gereizt hätte!

6. Nadja: Geiles, böses MistStück

Die böse Mrs Grosso turnte über Nadja herum wie ein Derwisch. Sie stöhnte und winselte, und schrie auf einmal: »Leck mich schneller, du kleines Flittchen, mach mich fertig! Ich will mehr, mehr, mehr …«

Nach dem nächsten Orgasmus fiel sie kraftlos um, setze sich auf die Bettkante und atmete schwer. Da sah sie den riesigen Penis ihres Mannes, der trotz Fieber und Schmerzen steil in die Höhe stand.

»Hast du Lust auf das Flittchen?«, fragte sie.

Er nickte leicht.

»Setz dich auf ihn, reite ihn in die Hölle«, befahl Mrs Grosso.

»Ich kann nicht mehr«, jammerte Nadja.

»Und ob du kannst! Meinst du, ich hätte nicht gemerkt, dass du Spaß am Vögeln hast? Los, mach ihn fertig!«

Nadja setzte sich auf ihn. Sein Schwanz glitt in sie hinein. Es tat weh, und es war eklig – sie schämte sich.

Wie wild stieß er zu und hatte nach kurzer Zeit einen Orgasmus. In der Ekstase hatte er sich wohl wieder seine Zunge verletzt, denn er wimmerte und zeigte auf seinen Mund.

»Du geiler Bock!«, schimpfte seine Frau. »Dass du nie genug kriegen kannst.« Sie holte ihm Mull und steckte ihm den in den Mund. »Halt deine scharfe Zunge still, dann hört das auch wieder auf.«

Chris stand noch immer nackt mit steifen Penis neben dem Bett.

Als Mrs Grosso das sah, rief sie: »Nimm dir das Flittchen, knall ihr dein Ding rein! Sie muss richtig eingeritten werden.«

»Bitte nicht«, bettelte Nadja, »meine Vagina tut so weh.«

»Dann fick sie in den Arsch«, schrie Mrs Grosso.

Nadja hatte keine Chance. Die beiden warfen sie auf den Teppich vor dem Ehebett. Dort musste Nadja sich hinknien, während Chris sie bei den Hüften packte und versuchte, seinen Dicken Penis in ihren Darm einzuführen. Das ging aber nicht.

»Es geht nicht, ich komme nicht rein!«, keuchte Chris.

»Dein Flittchen ist verkrampft«, grinste die böse Frau, »aber warte, das haben wir gleich.« Sie ging in die Küche und holte eine Flasche Olivenöl mit einem Gießer drauf, den es auch auf einer Schnapsflasche gab, und steckte Nadja diesen hinten hinein. Sie drückte auf die Plastikflasche und ein dicker Strahl landete in Nadjas Hintern.

»So, jetzt knall dein Ding rein«, grölte Mrs Grosso. »Das wird ihr guttun.«

Er packte Nadja wieder bei den Hüften. Sein Penis glitt tatsächlich in sie hinein, es tat auch nicht weh – war aber trotzdem ekelhaft, fand sie. Er bewegte sich hin und her, rein und raus …

Nach einiger Zeit entlud er sich. Dann zog das ekelhafte Ding aus ihr heraus und setzte sich auf die Bettkante. Sein Penis war immer noch steif.

Mrs Grosso sah das. Sofort nahm sie ihn erst in die Hand, dann in den Mund und leckte voller Genuss an ihm herum. Als er wieder zu Orgasmus kam, schluckte sie das alles herunter.

Nadja rannte ins Bad und musste sich übergeben. Was waren das doch für perverse Schweine, dachte sie.

Als sie von der Toilette zurückkam, lag Mrs Grosso neben ihrem Mann Peter im Ehebett. Chris war gerade dabei sie wieder zu befriedigen. Sie fauchte ihn an: »Stoß fester zu, sei nicht so zimperlich! Ich will dich spüren.«

Da schlang sie ihre Beine um ihn, presste ihn fest an sich und schon kam der nächste Orgasmus. Dabei schrie und tobte sie: »Bleib in mir! Fick weiter, ich brauch das! Mit Schlappschwänzen kann ich nichts anfangen.«

Als er nicht mehr konnte und sein Penis umknickte, zog Mrs Grosso seinen Kopf zwischen ihre Beine und gab ihm genaue Anweisungen: »Nimm meinen Kitzler zwischen die Zähne, steck mir zwei Finger in meinen Arsch. Jetzt geh mit der Zunge ganz tief in meine Fotze … leck schneller, schneller, schneller …«

Nadja wurde wieder schlecht. Wie kam sie bloß hier weg? Nirgends waren ihre Sachen zu sehen.

Irgendwann konnte Chris anscheinend wirklich nicht mehr, denn er lag auf dem Boden und hatte alle viere von sich gestreckt. Das bitterböse Weib hatte wohl immer noch nicht genug. Sie spielte an ihren Mann herum, bis sein Penis wieder stand und sie sich auf ihn setzen konnte. Er stöhnte. Nadja wusste nicht, ob vor Lust oder vor Schmerz wegen seiner Zunge.

Nach kurzer Zeit warf er seine Frau von sich herunter. Unersättlich setzte sie sich zu Nadja auf die Couch, nahm Nadjas rechte Hand und steckte sie sich in ihre Vagina.

»Los, beweg deine Finger in meiner Möse, ich will noch einen Orgasmus«, raunte sie.

»Wann lassen Sie mich endlich gehen?«, fragte sie.

»Wenn du ordentlich eingeritten und versaut worden bist. Die beiden Männer werden noch ganze Arbeit leisten müssen, denn ich habe ihnen heimlich Viagra in den Kaffee getan. Du wirst noch deine Freude an ihnen haben und jetzt halt die Klappe, zeig lieber, was du bei mir gelernt hast. Lass deine Finger nicht einschlafen, oder nimm deine Zunge zu Hilfe.«

Nadja wühlte in ihrer Vagina herum – das reichte ihr aber nicht. Chris musste kommen und mit zwei Fingern in ihrem Darm herumstochern, und Nadja in ihrer Vagina. Nach etwa zehn Minuten stieß Mrs Grosso einen tierischen Schrei aus. Es war für die nächsten Stunden ihr letzter Höhepunkt. Erst einmal hatten alle Ruhe vor ihr.

»Geh in die Küche und schieb die Pizza in den Ofen«, befahl sie matt, »ich habe Hunger und ihr sicher auch.«

***

Nachdem sich alle mit Heißhunger auf die Pizzen gestürzt hatten und mehr als satt auf ihren Stühlen hingen, ranzte Mrs Grosso wieder alle an: »So, jetzt haut ab, ins Gästezimmer. Ruht euch aus, denn heute Abend werden wir ein Sexfest miteinander feiern.« Sie schloss hinter Nadja und Chris ab. Nadja legte sich aufs Bett und Chris auf die Couch.

»Du bist der größte Mistkerl, dem ich je begegnet bin«, sagte Nadja zu ihm. »Wie konntest du mir das antun? Wenn ich hier herauskomme, werde ich zu deinen Eltern gehen und ihnen erzählen, was für ein Schwein sie als Sohn haben. Außerdem werde ich dich anzeigen!«

Chris streckte sich auf der Couch aus und sagte ruhig: »Jetzt mach dich nicht lächerlich. Du warst doch diejenige, die uns Männer angemacht hat, du wolltest doch unbedingt von uns beiden gevögelt werden – konntest nicht genug kriegen. Wenn du mir drohen willst, werde ich zu *deinen* Eltern gehen und ihnen erzählen, was du für ein Flittchen bist. Du solltest dich schämen!«

Ich stand auf, haute ihm links und rechts eine ins Gesicht, dann legte ich mich wieder ins Bett und weinte mich in den Schlaf.

Die Viagra, die ihnen das Miststück in den Kaffee getan hatte, zeigte schon bald ihre Wirkung. Nadja wurde davon wach, wie der verdammte Chris von hinten in sie eindrang und fürchterlich in ihr herumwütete. Es war so schlimm, dass sie glaubte, er brächte sie um. Brutal knetete er ihre Brüste, klatschte ihr wollüstig auf den Po und feuerte sie an wie ein Pferd. Dann zog er seinen Dreckschwanz aus ihr, um ihn ihr sofort von vorn wieder hineinzurammen. Auch versuchte er sie zu küssen, doch sie drehte ihren Kopf zur Seite und schrie ihn an, er sollte sie in Ruhe lassen.

Wie aus dem Nichts stand Mrs Grosso plötzlich vor ihnen, zog Chris von Nadja herunter und ließ sich von ihm abstechen. Sie schrie vor Wonne. Nadja schlich sich aus dem Zimmer, wollte ins Bad. Aber vor der Tür stand Peter. Er drückte Nadja an die Wand und nahm sie im Stehen.

»Komm, du kleine Schlampe, beweg dich«, murmelte er, richtig sprechen konnte er noch nicht. Er packte sie mit beiden Händen am Gesäß und zog sie an sich. Ihre Vagina brannte wieder. Wenn sie doch wenigstens ein wenig Salbe gehabt hätte, denn sie wurde immer wunder.

Nach Peters erstem Orgasmus musste Nadja sich hinknien, wo er sie dann von hinten nahm. Widerlich fand sie das. Anschließend legte er sie auf den Rücken und drang wieder in sie ein. Dieser elende Nimmersatt – er konnte nicht genug kriegen! Nach einer Weile zog er seinen Schwanz heraus, der stand immer noch stocksteif.

Peter fluchte: »Das kann doch nicht wahr sein! Ich will nicht mehr, trotzdem wird der Schwanz nicht kleiner. Komm, jetzt musst du mir einen blasen, damit er endlich Ruhe gibt.«

Voller Ekel nahm ich seinen Pimmel in den Mund und er bewegte sich hin und her, als wenn er in meiner Vagina wäre. Wieder hatte Peter einen Orgasmus. Es kam aber nichts mehr raus. Darüber war ich verdammt froh, denn sonst hätte ich mich bestimmt wieder übergeben. Trotzdem stand er immer noch stocksteif.

»Was ist bloß los mit mir«, schimpfte Peter. »Will das denn gar keine Ende nehmen?!«

»Nein«, sagte ich mit zurückgehaltenem Kichern, »Ihre Frau hat Ihnen und Chris heimlich Viagra verabreicht.«

»Diese verdammte Hure!«, schrie er und rannte ins Wohnzimmer. »Dafür wirst du büßen, du wirst jetzt die ganze Nacht von uns gefickt, bis du in der Hölle ankommst.« Er jagte Chris davon, legte seine Frau über eine Sessellehne und drang mit Wucht in sie ein. Ihr schien das aber zu gefallen, denn je schneller er sich in ihr bewegte, desto lauter stöhnte sie – feuerte ihn sogar noch an.

Chris setzte sich in den Sessel über dem sie lag, zwängte ihr seinen Penis in den Mund, und sie fing an zu saugen und zu schlürfen.

Was waren das bloß für Schweine, dachte Nadja und wendete sich ab. Sie ging wieder ins Gästezimmer und suchte nach ihren Klamotten. Sie hatte nichts zum Anziehen, nicht einmal einen Schlüpfer oder BH, alles hatte Mrs Grosso vor ihr versteckt. Gerade überlegte Nadja, wie sie flüchten könnte, da kam Chris angestürmt, riss ihre Schenkel auseinander und das ganze Elend fing wieder von vorn an. Er rammelte zügellos in ihr herum, bis es ihm wieder kam. Statt jetzt aufzuhören, drehte er sie wieder um und machte es zum wiederholten Mal von hinten.

Wenn er nicht gleich aufhört, dachte Nadja, *bringe ich ihn um!* Dazu kam es aber nicht, denn er fiel plötzlich zur Seite, schnappte nach Luft und verdrehte die Augen.

Sofort rief Nadja um Hilfe. Peter und seine Frau kamen augenblicklich angelaufen und kümmerten sich um Chris. Nadja nutzte die Zeit, lief ins Schlafzimmer und suchte nach ihren Klamotten. Und tatsächlich – unter dem Bett entdeckte sie ihre Sachen. In Windeseile zog sie sich an, riss das Fenster auf und floh vor diesen perversen Menschen.

Mit einem Taxi ließ sie sich zum Bahnhof fahren.

Als sie in ihrer kleinen Wohnung ankam, nahm sie erst einmal ein Entspannungsbad und legte sich dann ins Bett. Die Decke zog sie sich bis unter die Nase und schlief erschöpft ein.

***

Nadja war am Ende. Sie kauerte neben Anna wie ein Häufchen Elend. Tränen liefen ihr über die Wangen. Fürsorglich nahm Anna sie in den Arm, streichelte sie und gab ihr einen Kuss auf die Stirn.

7. Anna: ZurückHaltung

Fast wortlos fuhren wir nach Hause. Nadja weinte vor sich hin. Es wurde plötzlich so schlimm, dass ich an einem Waldweg anhielt, um sie in die Arme zu nehmen. Behutsam streichelte ich ihr Haar. »Wein dich ruhig aus«, sagte ich. »Es wird alles wieder gut werden. Ich helfe dir, wieder ein fröhlicher Mensch zu werden. Gleich heute Abend beginnen wir damit.«

Nadja nickte und schniefte: »Jetzt, wo ich Ihnen die ganze Geschichte erzählt habe, ist alles noch einmal hochgekommen. Ich fühle mich so erniedrigt, so schmutzig ...«

»Auch damit werden wir fertig«, tröstete ich sie. »Komm, lass uns fahren. Du ahnst überhaupt nicht, was dich erwartet.«

***

Als wir zu Haus ankamen, berichtete mir Dave, der Gärtner, dass Frank nach Amsterdam geflogen wäre und erst morgen Abend zurückkäme. Der Fahrer habe bis dahin frei bekommen, wäre nach Hause gefahren, um seine Mutter zu besuchen. Etwas

Besseres konnte mit nicht passieren! So konnte ich mich ganz Nadja widmen. Ich würde ihr auf dem Weg in ein normales Leben helfen und ihr zeigen, dass Sex wunderschön sein kann und nicht etwas wäre, das einem das Leben zu Hölle machte.

»Fühlst du immer dich immer noch schmutzig?«, fragte ich sie.

»Ja, es ist ganz schlimm«, jammerte Nadja.

»Komm mit, das werden wir sofort ändern!«

Entschlossen nahm ich sie mit in mein Bad, ließ die Wanne voll Wasser laufen und fügte ein wohlriechendes Badeöl hinzu.

»Zieh dich aus, Nadja. Geh unter die Dusche und lass das Wasser so heiß wie möglich über deinen Körper laufen.«

Sie tat, was ich sagte.

Ich selber zog meinen Rock und die Bluse, samt BH aus, behielt meinen Slip allerdings noch an und folgte ihr unter die heiße Dusche. Dort schrubbte ich sie von oben bis unten ab, bis ihre Haut krebsrot war. Dann drehte ich die Dusche auf eiskalt. Vor Schreck schrie Nadja auf.

»Na?«, fragte ich, »fühlst du dich noch immer schmutzig?«

Nadja lächelte: »Ich fühle mich rein und wie neu geboren.«

»Na also, und nun beginnt dein neues Leben!« Ich nahm sie bei der Hand, führte sie zur Wanne, gab ihr einen leichten Klaps auf ihren süßen Po und sagte: »Los, rein mit dir. Genieße den herrlichen Duft und werde wieder du selbst.«

Nadja stieg in die Wanne, legte sich in das köstlich duftende Wasser und schloss glücklich lächelnd die Augen. Ich ging zur Toilette, denn meine Muschi spielte verrückt. Ich wusste mir kaum noch zu helfen, zitterte vor Erregung. In meiner Not steckte ich den Stiel der Klobürste in meine Muschi und bewegte ihn schnell hin und her. Mit dem Zeigefinger rubbelte ich meinen Kitzler und mit großer Mühe kam ich zu einem Orgasmus. An liebsten hätte ich mich über Nadja hergemacht

– dieses süße Geschöpf mit ihrer wunderschönen Möse, den herrlichen Brüsten und dem kleinen, knackigen Po hatte es mir angetan. Die würde ich so verwöhnen, dass sie nie wieder auf die Idee käme, ohne Sex zu leben. Das arme Ding, über zwei Jahre hatte sie weder mit einem Mann noch mit einer Frau etwas gehabt. »Nie wieder Sex!«, hatte sie sich geschworen, hatte sogar erwogen, wieder nach Russland zurückzukehren und ihren Wunsch nach dem Medizinstudium aufzugeben. Aber ich würde einen heißen Ofen aus ihr machen, würde sie so verrückt nach Sex machen, dass ihr immer wieder die Lust hochkäme. Ich dürfte nur nichts überstürzen, denn sonst wäre alles verloren.

Ich ging wieder ins Bad. Nadja stieg gerade aus der Wanne. Ihr schöner Po strahlte mich an und mir verschlug es fast den Atem. Nachdem ich ein weiches Badetuch genommen hatte, trocknete ich sie genüsslich ab. Die Stelle zwischen den Beinen ließ ich absichtlich aus, denn ich wollte nicht mit der Tür ins Haus fallen. Als Nadja das selbst besorgte, hatte ich den Eindruck, dass es ihr gut tat. Bei dem Anblick wurde ich beinahe verrückt und meine Muschi weinte wieder dicke Tränen. Sofort zog ich meinen Slip aus und duschte mich eiskalt. Nadja rubbelte mir danach den Rücken trocken. Schließlich zogen wir uns beide an und gingen in meinen Salon.

In der Küche bestellte ich das Abendessen für zwei Personen, dann gingen wir ins Esszimmer und warteten.

Zu einer Platte mit Räucherfisch und Baguette tranken wir eine gute Flasche Wein. Die Hausangestellte, die uns das Essen servierte, guckte komisch. Sicher war sie verwundert, dass meine neue Hausdame mit mir zusammen am Tisch saß und sich bedienen ließ.

Nach dem guten Essen gingen zurück in meinen Salon und

ich holte eine Flasche Champagner aus dem Kühlschrank.

»Jetzt wollen wir auf den Beginn deines neuen Lebens anstoßen«, sagte ich. »Als erstes biete ich dir das Du an.«

Nadja schaute mich ungläubig an.

Ich schenkte die Gläser ein, setzte mich neben sie, stieß mit ihr an und gab ihr einen leichten Kuss auf den Mund. Nadja wurde knallrot.

»Du hast einiges mitgemacht«, fing ich unser Gespräch an, »aber jetzt versuche, das alles zu vergessen. Was Mr und Mrs Grosso mit dir gemacht haben, und auch Chris, war sicher nicht schön, liegt aber zum größten Teil daran, dass die Bande dich mehr oder weniger dazu gezwungen hat. Hättest du das alles freiwillig erlebt, hättest du wahrscheinlich sogar Spaß daran gehabt. Nun werden wir nach und nach versuchen, dich von dem Alptraum zu befreien und ich hoffe, dass du bald wirkliche Freude empfinden kannst.«

Ich strich ihr noch einmal über das schöne Haar, dann setzte ich mich zurück in meinen Sessel. Nun saß ich ihr direkt gegenüber. Nadjas ausgeschnittene Bluse zeigte ihre herrlichen Titten und der kurze Rock ließ ihre wunderschönen Schenkel sehen. Mir wurde schon wieder ganz anders und meiner Muschi auch. Wenn ich könnte, wie ich wollte, dann würde meine Zunge sofort in ihrer herrlichen Möse landen und meine Muschi auf ihrem Gesicht. Aber ich hatte Angst, wenn ich so draufgängerisch handeln würde, gleich von Anfang an alles zu zerstören. Wichtig war nun, behutsam vorzugehen, auch wenn es mir schwerfiel.

Also tranken wir unbekümmert unsren Champagner, knabberten Pralinen dazu und ich erzählte, was ich mit ihr vorhätte.

»Ich glaube, es wird dir gefallen«, begann ich. »Zunächst werden wir deinen Status ändern. Mein Mann hat dich als

Hausdame eingestellt. Nun werden wir aus dir eine Hausdame machen, die vorwiegend zu meiner persönlichen Verfügung stehen soll. Niemand, außer Frank und mir, wird dir Anweisungen geben können. Außerdem werde ich dir einen Firmenwagen zur Verfügung stellen, wenn du möchtest. Denn den wirst du brauchen bei den zwanzig Kilometern bis zur Universität.«

»Oh, wirklich?« Nadja wurde ganz blass. »Aber das kann ich unmöglich annehmen! Das habe ich mir doch noch gar nicht verdient.«

Keine Angst, dachte ich, *das wirst du dir schon noch verdienen. Ich werde dich nach allen Regeln der Kunst verführen, werde dich in den Sexhimmel führen und wir werden ein ganz verdorbenes Gespann, das alles vernascht, was uns gefällt, egal ob Mann oder Frau.*

»Frank wird dir einen Studienplatz besorgen, er hat beste

Beziehungen zur Universität. Und bei deinem super High School-Abschluss, die Zeugnisse von dir habe ich mir natürlich genauestens angesehen, dürfte das auch kein Problem sein. Bald wird dein größter Wunsch, Medizin zu studieren, in Erfüllung gehen. Finanziell brauchst du dir keine Gedanken machen, du behältst deinen Job bei mir, verfügst also über ein recht gutes Gehalt. Kosten, die durch das Studium entstehen, übernehme ich. Seit dem ersten Augenblick unseres Kennenlernens mochte ich dich und hoffe, du wirst mir eine liebe Freundin.«

Nadja brach in Freudentränen aus. Sie umarmte und küsste mich stürmisch. Meine Muschi regte sich sofort und meinte, nun sei der Augenblick gekommen, Nadja endlich zu nehmen. In meinem Kopf formte sich der Wunsch, Nadja den Finger ihn ihre Muschi zu stecken. Und beinahe hätte ich es getan, doch das Klopfen an der Tür unterbrach mein geiles Vorhaben. Wie gut, denn vielleicht hätte ich somit alles verdorben.

Dave, der Gärtner, stand vor der Tür, brachte frische Blumen und hatte vor, die Pflanzen zu gießen.

Nadja wollte in ihr Zimmer und rief beim Rauslaufen: »Ich bin in einer halben Stunde wieder da.«

Kaum war sie weg, fiel ich über den Gärtner her. Ich öffnete seine Hose, legte mich auf den Rücken und streckte ihm meine feuchte Muschi entgegen. »Los, fick mich, zeig was du drauf hast! Ich bin scharf wie eine Rasierklinge. Mach es schnell und gut. Gleich kommt meine kleine Freundin wieder, die muss uns nicht dabei sehen.«

Er drang mit seinem langen, schmalen Gerät in meine Muschi und wir jubelten beide. Er gab sich wirklich alle Mühe, fuhrwerkte in mir herum und zauberte gleich mehrere Höhepunkte aus mir heraus. Ich strampelte und stöhnte vor Geilheit, dann kam es ihm auch.

Kaum fertig, knöpfte er seine Hose zu, während ich einen frischen Slip anzog. Gerade hatte er begonnen, die Pflanzen zu gießen, da ging die Tür auf und Nadja erschien.

»Hast du gerufen?«, fragte sie. »Ich glaubte, ich hätte deine Stimme gehört.«

»Nein, ich habe telefoniert«, erwiderte ich entspannt. »Aber bleib trotzdem hier, wir haben noch einiges zu besprechen.«

Dave steckte noch den Blumenstrauß in eine Vase und verschwand dann mit einem unverschämten Grinsen.

»Warum grinst der Gärtner so?«, fragte Nadja.

»Weiß nicht. Das hat der wohl so an sich. Vielleicht hat er ein Auge auf dich geworfen.«

»Ist aber nicht mein Typ«, meinte Nadja.

»Meiner auch nicht, aber trotzdem ist er ganz nett und ganz brauchbar«, sagte ich und blickte versonnen zur Tür.

Nachdem wir eine Weile geschwiegen hatten, sagte Nadja:

»Anna, ich frage mich die ganze Zeit, warum du mir so sehr hilfst. Wir kennen uns kaum, du schuldest mir also nichts!«

»Vielleicht liegt es daran, dass du mir von Anfang an gefallen hast, eine Art Liebe auf den ersten Blick, falls es so etwas zwischen Frauen gibt. Dann kamen deine Schilderungen von den unerfreulichen Erlebnissen hinzu, dann dass du hier ganz allein in den USA bist, dich lange Zeit durchgebissen hast, fleißig warst, einen bombigen High School-Abschluss hast. Du bist also ein Mensch, der weiß was er will, nur mit dem Defizit, dass du so schlechte Erfahrungen mit dem Sex gemacht hast. Vielleicht kann ich dir in dem Punkt helfen. Aber auch als gute Freundin würde ich dich gern gewinnen, denn ich brauche ab und zu einen Menschen, mit dem ich mich aussprechen kann. Da kamst du wie gerufen und ich hoffe inständig, dass wir gute Freundinnen werden.«

8. Anna: NotLösung

Freudentränen kullerten über Nadjas Wangen, als sie mich küsste. »Ich glaube, ich liebe dich«, flüsterte sie mir ins Ohr, »und ich weiß schon jetzt, dass wir uns sehr gut verstehen werden.«

Als ich ihren Kuss intensiv mit der Zunge erwiderte, zuckte sie kurz zusammen, öffnete aber langsam ihren Mund. Es wurde ein zärtlicher, endloser Zungenkuss. Meine Muschi zitterte. Nadjas süßer Po fing langsam an zu kreisen und ihre Schenkel öffneten sich. Sie zog sich mein Knie zwischen ihre Beine und rieb ihre Muschi immer heftiger daran, fing an zu stöhnen. Ich brannte vor Geilheit, riss ihr alles, was sie anhatte, vom Leib, zog mich aus und fiel über sie her. Ich küsste leidenschaftlich ihre strammen Brüste, führte ihre rechte Hand in meine Muschi und schrie vor Lust, als sie anfing in ihr herumzuwühlen. Als wir beide gemeinsam zum Orgasmus kamen, klopfte es an der Tür.

Nadja erschrak und eilte ins Bad. Währenddessen öffnete sich die Tür, die wir vergessen hatten abzuschließen, und es erschien Burt, der Chauffeur. Er starrte Nadja hinterher und blieb dann wie angewurzelt stehen.

»Gucken Sie nicht so blöd«, schimpfte ich. »Haben Sie noch nie eine nackte Frau gesehen?«

»Doch, aber nicht so unverhofft.«

»Sagen Sie mir, was Sie wollten und dann verschwinden Sie.«

»Ihr Mann schickt mich. Er bittet Sie, heute Abend, also in einer Stunde, mit ihm zu essen«, sagte er mit einer leichten Verbeugung.

Ich drehte mich um, stützte mich mit dem Oberkörper auf die Lehne vom Sessel und streckte ihm meinen nackten Arsch entgegen.

»Haben Sie heute schon gevögelt?«, fragte ich frech.

»Äh, nein«, kam die verdatterte Antwort, »noch nicht.«

»Dann wird es ja höchste Zeit! Schließ die Tür ab und schieb deinen Schwanz mal rein, aber beeil dich!«

Burt schloss ab, packte mich und knallte mir sein Ding von hinten rein, sodass ich einen richtigen Schreck bekam und aufschrie.

Nadja kam aus dem Bad und rief, als sie uns beide sah: »Oh nein! Anna! Soll ich dir helfen? Tut er dir weh?«

»Nein, nein, er tut mir nicht weh! Im Gegenteil, es ist herrlich. Willst du es auch mal versuchen?«

Wild schüttelte sie den Kopf. »Nein danke, ich zieh mich lieber an.« Schon war sie wieder im Bad verschwunden.

Burt war irritiert. »Soll ich jetzt gehen?«, fragte er.

»Nein, du sollst mich vögeln!«, rief ich.

Er war verunsicherte, stocherte aber weiter in mir herum, so gut es ging, aber einen Orgasmus bescherte er mir leider nicht.

»Du bist eine sexuelle Null«, beschied ich ihm.

Er zog sein Ding aus mir heraus und machte ein Gesicht wie eine beleidigte Leberwurst.

»Dein Kollege Gärtner kann das aber besser«, gab ich noch einen drauf.

Er stand noch immer da, Hose in den Kniekehlen, steifer Schwanz, wie ein Häufchen Elend.

»Wie kann man nur mit einem so schönen Gerät so schlecht umgehen«, höhnte ich.

Da kam Nadja wieder aus dem Bad. Sie war angezogen. Kaum sah sie den schönen Schwanz, wurde sie erst knallrot, dann blass. Entschlossen ging sie auf Burt zu und schnappte sich seinen Schwanz. Vorsichtig begann sie ihn mit der Hand zu massieren, und nach ein paar Bewegungen spritzte eine Fontäne aus ihm heraus. Burt zog seine Hose an und verließ fluchtartig mein Zimmer.

Nadja schüttelte mit dem Kopf.

Ich musste lachen. »Für den Anfang schon ganz gut«, bemerkte ich. »Du wirst bestimmt noch Spaß am Sex bekommen. Leider muss ich mich jetzt anziehen, denn ich bin mit meinem Mann zum Essen verabredet. Du kannst ruhig hier bleiben und es dir gemütlich machen. Bei mir kann es spät werden. Ich werde dir etwas zu essen kommen lassen. Was möchtest du?«

»Gern würde ich Würstchen mit Kartoffelsalat essen. Das mochte ich schon als Kind so gern. In Russland war das eine wunderbare Delikatesse. Habt ihr so etwas?«

Ich musste lachen. »Ja, sicher haben wir das. Aber da lebst du fast im Paradies, könntest dir Hummer, Kaviar und

Champagner bestellen … aber nein, du willst Würstchen und Kartoffelsalat! Ich werde beides für dich bestellen. Wie viele Würste möchtest du?«

»Zwei.«

9. Nadja: Erste SexErfahrungen

Die Küchenfee brachte drei. Nadja verspeiste zwei, eine lag noch gelangweilt auf dem Teller.

Nach dem Essen schaltete Nadja den Fernseher an, zappte sich durch die Programme und stoppte bei einem Sender, wo gerade ein Erotik-Film gezeigt wurde. Ein Pärchen rekelte sich dort in einem Bett und befummelte sich. Der Mann lag auf dem Rücken, die Frau, ihm zugewandt, auf der Seite – wahrscheinlich streichelte sie seinen Schwanz, was Nadja aber nicht genau sehen konnte. Der Mann stöhnte, dann erkannte Nadja den Kopf der Frau zwischen seinen Beinen – jetzt blies sie ihm wohl einen. Sein Stöhnen wurde intensiver. Auch sie gab heiße Töne von sich, setzte sich auf ihn und beritt ihn wie ein junges Pferd.

Nadja wurde feucht zwischen ihren Schenkeln. Und schon hatte sie zwei Finger in ihrem Pfläumchen. Heftig bewegte sie nun die Finger, wobei ihr Kopf sich hin- und herwarf. Langsam steuerte sie auf die Ekstase zu.

Da sah sie plötzlich die einsame Bockwurst auf dem Teller liegen, die noch lauwarm war. Nadja nahm sie in die Hand und überlegte einen Moment: abbeißen oder hineinstecken? Die Geilheit siegte! Voller Genuss schob Nadja sich die Bockwurst in ihre Möse, bewegte diese ordentlich rein und raus, bis zum ersten Höhepunkt.

Dann zog Nadja sie ganz langsam heraus, steckte sie in den Mund und hatte das Gefühl, dem Typen im Film einen zu blasen. Mit der anderen Hand hantierte sie in ihrer geilen Möse, zupfte am Kitzler und zog ihn in die Länge. Bevor der nächste Orgasmus kam, steckte Nadja die Bockwurst wieder hinein. *Was für ein herrliches Gefühl*, dachte sie und vögelte sich mit der Wurst. Ihr Hintern kreiste, die Möse tropfte. Sie wurde immer feuchter, immer wilder. Nach dem vierten Orgasmus schlief Nadja erschöpft ein.

10. Anna: GärtnerFreuden

Währenddessen saß ich mit Frank beim Abenessen. Knapp schilderte ich ihm die neue Situation mit Nadja und erklärte, dass ich ihr das Medizinstudium finanzieren wollte und sie als meine zukünftige Freundin betrachte, die solange bei mir wohnen würde. Frank war es recht.

»Das ist allein deine Entscheidung«, sagte er. »Ich hoffe, sie weiß das zu schätzen und sie enttäuscht dich nicht. Nadja scheint eine nette und kluge Person zu sein, die zu dir passt. Ich wünsche dir viel Glück zu deiner Entscheidung. Sollte es Schwierigkeiten geben, informiere mich bitte.«

Damit war die Sache für ihn erledigt und er wechselte das Thema. »Am Freitag ist eine Premiere im Opernhaus. Da muss ich hin und würde mich freuen, wenn du mich begleiten könntest. Es ist wichtig für mich. Deine Nadja kann auch eine Karte bekommen, muss allerdings während der Vorstellung und auch danach auf dich verzichten. Du kannst sie ja fragen, ob sie Lust hat.«

Das wollte ich gern tun. Danach besprachen wir noch einige andere Dinge und gegen elf Uhr wünschte er mir eine gute Nacht.

Es war ein sehr harmonischer Abend gewesen, der beinahe mit einem Lachanfall endete, als ich mein Zimmer betrat.

Nadja lag auf der Couch. Sie war unten ohne und aus ihrer niedlichen Möse guckte das Ende einer Bockwurst. Ich konnte es kaum fassen. Sie schlief fest und hatte ein zufriedenes Lächeln im Gesicht. Der Fernseher lief, doch das schien sie nicht zu stören.

Ich kniete mich neben sie, um mir dieses einmalige Bild aus der Nähe anzusehen. Meine Muschi wurde bei dem Anblick rebellisch. Langsam zog ich die Bockwurst aus ihrer Muschi, dann steckte ich meine Zunge tief in sie hinein.

Das war schon seltsam: eine Möse, die nach Bockwurst schmeckte … So etwas hatte ich noch nie erlebt! Trotzdem leckte ich ihre kleine Möse voller Gier und wurde unheimlich scharf dabei. Nadja stöhnte im Schlaf, wollte überhaupt nicht wach werden. Ich leckte und leckte und leckte und wurde immer schärfer. Warum war bloß kein Mann in der Nähe? Kurz entschlossen schnappte ich mir die Bockwurst, steckte sie in meine Muschi und bewegte sie so lange, bis ich einen hübschen kleinen Orgasmus bekam.

Anschließend legte ich sie wieder auf den Teller.

***

Am nächsten Morgen kam der Gärtner, um frische Blumen zu bringen. Er fragte sogleich, warum ich die Bockwurst nicht gegessen hätte.

»Ich war satt. Aber wenn Sie Lust auf Bockwurst haben, können Sie sie haben.«

Er biss herzhaft hinein und verspeiste sie genüsslich. Der Gedanke daran, dass wir beiden Frauen die Wurst als Penisersatz missbraucht hatten, heizte mich schon wieder an.

»Na, hat die Wurst geschmeckt?«, fragte ich ihn lächelnd.

»Es ging«, sagte er, »sie schmeckte etwas sonderbar. Jedenfalls nicht so, wie ich es mir vorgestellt hatte. Außerdem war sie kalt. Warm hätte sie sicher besser geschmeckt.«

»Möchten Sie noch einen frischen Nachtisch?«, fragte ich mit Verführung in der Stimme.

»Was haben Sie den anzubieten?«

»Eine Zartbitterpraline umhüllt von warmer Pflaume «

Er schaute mich verdutzt an, wusste wohl nichts damit anzufangen.

»Einen Augenblick, ich hole sie.«

Ich ging ins Bad, zog meinen Slip aus und lief zurück. Dann nahm ich aus einer Pralinenschachtel eine Zartbitterpraline, setzte mich breitbeinig in meinen Sessel und ließ die Praline in meiner Muschi verschwinden.

»Voilá: Praline in warmer Pflaume.«

Er kniete sich zwischen meine Beine, steckte seine Zunge in meine Muschi und schleckte so lange, bis die Praline alle war. Ich befand mich im siebten Himmel! Mitten während meines mächtigen Höhepunkts drang er mit seinem langen, schmalen Schwanz in mich ein und vögelte mich, als ob es seine letzte Nummer wäre.

Wie schön, dass es scharfe Gärtner gibt! Vor allem, wenn man so oft gevögelt werden musste wie ich. Es ist eigentlich kaum zu glauben, aber ich könnte pausenlos vögeln, kann nie genug kriegen. Und wenn mal niemand da ist, den man verführen kann, so ist der Phantasie keine Grenze gesetzt.

Morgen würde ich mir für alle Notfälle eine Dose Bockwürste besorgen. Auf diese Idee war ich bisher noch nie gekommen. Meine Muschi hatte zwar schon Bananen, Kerzen, grüne Gurken und sogar einen Milchschaumschläger vernascht, aber das mit der Bockwurst war neu und gar nicht so übel.

Diese blöden Dildos, Vibratoren und sonstige Kunststoffersatzpimmel mochte ich überhaupt nicht leiden! Die benutze ich nur in höchster Not.

Eine Banane oder gut geformte Gurke in der Pflaume war allemal besser, als Kunststoff. Aber jetzt glaubte ich, dass eine warme Bockwurst wohl der Höhepunkt aller Ersatzschwänze war. Kam gleich nach Schwanz und Zunge.

Gerade keuchte der Gärtner. Ich vermutete, dass er nicht mehr konnte, und so sagte ich: »Nun zieh ihn schon raus! Du hast deine Sache gut gemacht. Hau ab, gleich kommt Nadja zum Frühstück.«

Kaum war der Gärtner weg, kam Nadja. Sie sah noch etwas verschlafen aus, lächelte aber, als wenn sie an etwas Schönes dachte.

»Na, Sex ist schöner, als du geglaubt hast, oder?«, fragte ich.

Nadja wurde rot, schaute mich unsicher an und sagte: »Ich vermute, ich habe die letzten Jahre viel versäumt! Aber bestimmt kann ich das mit deiner Hilfe nachholen, oder?!«

Ich nickte vielsagend.

»Ich muss gestehen, so ein Penis in der Hand oder in der Vagina ist schon schön. Ich glaube, dass ich noch viel Spaß dabei haben werde.«

»Übrigens«, sagte ich »die Bockwurst, die ich aus dir herausgezogen habe, wurde noch vom Gärtner mit Genuss verspeist.«

Nadja starrte mich mit offenem Mund an, was mich zum Lachen brachte.

In diesem Augenblick kam die Küchenfee mit dem Frühstück herein und wunderte sich, dass wir beiden Frauen uns kaum vor Lachen einbekamen.

»Zum Nachtisch durfte er noch eine Praline essen, die ich ihm in meiner Muschi versteckt hatte. Danach hat er mich noch wie ein Stier gefickt. Es war ein wunderschöner Morgen.«

»Das hätte ich gern gesehen«, gab Nadja zu. »Konntest du mich nicht rufen? Huch, mir wird gerade ganz komisch ... meine Muschi ist feucht.«

Ich nahm die Pralinenschachtel noch einmal hervor und schob zwei von ihnen langsam in Nadjas Muschi hinein.

»Nun lass die Beine schön geöffnet«, wies ich Nadja an. »Ich habe auch Lust auf Pralinen.«

Mit flinker Zunge fuhr ich in ihre hübsche kleine Möse und brachte Nadja in kürzester Zeit zum Stöhnen. Sie nahm meinen Kopf wie einen Schraubstock zwischen ihre Schenkel, wobei ich kaum noch Luft bekam. Mit einem Lustschrei lockerte sie ihre Umklammerung, bäumte sich auf und küsste mich dann wie eine Verrückte.

Wir gingen zusammen unter die Dusche, wuschen uns gegenseitig unsere Mösen und wurden schon wieder scharf dabei. *Oh, meine kleine Nadja, ich glaube, du wirst eine ganz Wilde und wir werden noch schöne Zeiten miteinander erleben*, dachte ich.

Als wir aus dem Badezimmer kamen, setzten wir uns an den Tisch zum Frühstücken.

»Ich bin ja so froh, dass ich dich kennengelernt habe«, sagte Nadja, während sie kaute. »Sex ist wirklich schön! Jedenfalls mit dir!«

»Warte erst einmal ab: Wenn die richtigen Kerle kommen, wirst du feststellen, dass das genau so schön, oft noch viel schöner, ist«, entgegnete ich. »Übrigens, hast du Lust, in die Oper zu gehen? Frank hat mich zur Premiere eingeladen. Wenn du möchtest, bekommst du auch eine Karte. Allerdings wirst du nicht mit uns den Abend verbringen, denn Frank hat gesellschaftliche Verpflichtungen. Allerdings würden wir uns auf der Premierenparty sehen. Zwar können wir nicht zusammen dort sein, weil ich meinen Mann begleite, aber du könntest dich umsehen.«

»Das klingt wundervoll«, freute sich Nadja. »Was wird denn aufgeführt?«

»Die Zauberflöte.«

»Oh, wie schön! Die habe ich vor einigen Jahren schon mal gesehen, da war ich gerade vierzehn. Damals hatte ich mich unsterblich in den Papageno verliebt. Ich würde sehr gern hingehen! Ob ich allerdings auf die anschließende Party gehe, weiß ich noch nicht. Ich kenne doch niemanden.«

»Wer dort niemanden kennenlernt, ist selbst schuld! Opernsänger, Chorsänge, Schauspieler, Statisten und sämtliche Promis – alle sind dort vertreten! Jeder spricht mit jedem, alles ganz locker – da musst du hin! Vielleicht verliebst du dich sogar wieder in den Papageno oder einen anderen Opernsänger. Bei deinem Aussehen wirst du bestimmt von tollen Leuten angesprochen werden.«

»Ich glaube, du hast mich überzeugt«, sagte Nadja schwärmerisch. »Allerdings brauche ich noch ein passendes Kleid zu so einem festlichen Anlass.«

»Das ist kein Problem. Zwar muss ich gleich noch in die Reederei zu einer Besprechung mit Frank, aber wir können uns heute Nachmittag in ›Nanns Café‹ treffen. Dann gehen wir dir ein schönes Kleid aussuchen.«

***

Nadja sah wunderschön in ihrem neuen saphirblauen Traum von einem Kleid aus! Damit würde sie mit Sicherheit Aufsehen erregen. Ich gestand mir ein, dass ich fast neidisch darauf werden konnte.

11. Nadja: Papageno

Als Nadja nach dem Besuch der Oper Anna erzählte, was sie erlebt hatte, wurde Anna wirklich neidisch!

Nach der Aufführung stellte Anna Nadja einigen Leuten vor. Anna musste zwar wegen der gesellschaftlichen Verpflichtungen gehen, war aber trotzdem immer ins Sichtweite Nadjas. Locker und mit einem einladenden Lächeln auf dem Gesicht, stellte sich Nadja an einen der vielen, runden Stehtische und sie musste nicht lange warten, bis sich der Dirigent der »Zauberflöte« samt zwei Chorsängerinnen zu ihr gesellte. Sie plauderten angeregt, bis Nadja durstig wurde.

Die hübschen Chorsängerinnen eilten zur Bar und holten vier Gläser Champagner. Daraufhin stießen alle an.

»Auf dass es ein vergnügter Abend wird«, tönte der Dirigent und schaute Nadja an, als ob er sie ausziehen würde. »Gleich wird das Buffet eröffnet, darf ich Sie dazu einladen?«

»Ja, gern.« Nadja lächelte erfreut.

Sie suchten sich einen Tisch und gingen dann zum Buffet.

Alles war vom Feinsten! Dazu gab es rote und weiße Spitzenweine, Prosecco und Champagner.

»Wo ist eigentlich Papageno?«, fragte Nadja schließlich ihren Gegenüber.

»Mit Sicherheit ist er an der Bar in der ersten Etage. Warum fragen Sie?«

Sie erzählte ihm, dass sie mit vierzehn Jahren das erste Mal die Zauberflöte gesehen hatte und sich damals unsterblich in Papageno verliebt hätte.

»Na«, sagte er, »das wird heute bestimmt nicht der Gleiche sein. Aber wenn Sie wollen, mache ich Sie mit ihm bekannt.«

Er bat eine der beiden jungen Damen nachzusehen, ob er da

wäre. Kaum waren fünf Minuten vergangen, erschien sie wider am Tisch. »Er steht tatsächlich an der Bar und trinkt mit dem Intendanten und seiner Maskenbildnerin Wein. Er sagte aber, dass er sogleich heraufkommen wollte, um etwas zu essen.«

***

Nach einer halben Stunde lief Papageno leicht beschwingt an ihrem Tisch vorbei.

»Papageno!«, rief der Dirigent ihm zu.

Sofort drehte dieser sich um und strahlte, als er den Dirigenten erkannte und einen prüfenden Blick über die beiden Chorsängerinnen und Nadja geworfen hatte.

Der Dirigent fügte hinzu: »Lade deinen Teller voll und setz dich zu uns. Hier wartet eine Verehrerin auf dich.«

Das war Nadja ziemlich peinlich. Sie wurde knallrot im Gesicht. Papageno sah gut aus, dunkle Haare, dunkle Augen, sinnlicher Mund und eine gute Figur. Was man doch in Sekundenschnelle alles wahrnehmen kann …

Papageno platzierte wenige Minuten später seinen gefüllten Teller neben Nadja. Der Dirigent stellte ihm alle vor. Grinsend ließ Papageno sich neben Nadja nieder, nachdem der Dirigent sich die Aussage »Diese hübsche junge Dame ist verliebt in dich.« nicht nehmen ließ.

Papageno wandte sich Nadja zu und fragte: »Oh, wirklich?«

Nadja nickte verschämt.

»Und wann haben Sie sich in mich verliebt?«, wollte Papageno wissen.

»Vor fast zehn Jahren. Allerdings nicht in Sie direkt, sondern in den Papageno, der *damals* in der Zauberflöte gesungen hat.«

Er lachte und sagte: »Auch gut! Aber was nicht ist, kann ja noch werden – der Abend ist lang.« Dann machte er sich über seinen Teller her.

»Gefällt Ihnen unser Papageno denn genau so gut, wie der von vor zehn Jahren?«, fragte der Dirigent.

»Ich glaube schon, aber verliebt bin ich nicht.«

»Abwarten«, sagte der Dirigent, »unserem Papageno kann so leicht keine Frau widerstehen.«

Papageno verschlang sein Essen förmlich. Kaum hatte er sein Besteck niedergelegt, sagte er: »Komm, lass uns auf Du anstoßen.«

Papageno orderte fünf Gläser Champagner. Die Mädchen küssten Nadja leicht auf die Wange und sie die beiden auch. Der Dirigent küsste Nadja allerdings sofort auf den Mund und Papageno steckte ihr gleich seine Zunge in den Rachen, sodass sie fast einen Hustenanfall bekam.

»Nun mal langsam«, sagte Nadja, »nicht so stürmisch.«

Er grinste unverschämt und fragte: »Warst du schon einmal auf einer Opernbühne?«

Sie schüttelte den Kopf. »Nein noch nie.«

»Möchtest du gern?«

»Oh, ja ...«

»Dann los«, trompetete er. »Trinkt alle schnell aus. Es gibt eine Sondervorstellung.«

Die fünf marschierten auf die Bühne. Das war gewaltig! So riesig hatte Nadja sich die nicht vorgestellt. Die Vorhänge waren geschlossen, gedämpfte Stimmen aus dem Zuschauerraum waren zu hören. Anscheinend walteten die Putzfrauen ihres Amtes. Die Kulissen waren hochgezogen, es wirkte eigentlich ernüchternd, denn fast nur Technik war zu erkennen: viele Kabelstränge hingen an den Seiten und an der Decke, und riesige Scheinwerfer thronten über ihren Köpfen. Trotzdem wirkte es groß und hatte das gewisse Etwas.

»Na«, fragte Papageno, »genug gesehen?« Er grinste, als

Nadja ihren vor Erstaunen offenen Mund schloss.

Sie nickte. »Am liebsten würde während einer Vorstellung von hier hinten aus zusehen.«

»Das dürfte kein Problem sein. Komm, wir gehen in meine Garderobe. Dort habe ich einen Kalender, wo ich nach einem geeigneten Termin suchen kann.«

Er ging mit Nadja in seine Garderobe. Dort sah sie sich in einem großen Spiegel. Daneben stand ein ziemlich breiter Schminktisch mit einer Art Friseurstuhl davor, dann waren da Stühle, eine schmale Liege und ein Kleiderschrank. Hinter einer Tür befand sich ein kleiner Duschraum.

Papageno setzte sich in seinen Schminkstuhl, Nadja stand direkt neben ihm. Mit der linken Hand blätterte er in einem Terminkalender, mit der rechten zog er ihr ihren Tanga aus und steckte sofort zwei Finger in ihre feuchte Möse. Vor Schreck blieb Nadja die Luft weg. Sie wollte schreien, konnte aber nicht. Ausgiebig rieb er an ihrem Kitzler, fingerte in ihrer Möse herum, sodass ihr ganz heiß wurde. Schließlich packte er Nadja, setzte sie mit Schwung auf den Schminktisch, sodass einige Schminktöpfe, die herumstanden, herunterfielen. Mit dem Kopf wühlte er sich unter ihr Kleid, spreizte dabei ihre Beine, schnupperte herum und murmelte: »Was für ein herrlicher Duft!«

Dann steckte er seine Römernase mitten hinein, zog sie durch die ganze Scheide nach oben und fing an, sie mit seiner rauen Zunge zu bearbeiten. Nadja schrie vor Lust.

Dann zog er sie vom Schminktisch herunter direkt auf sich, spießte sie förmlich auf, und brüllte: »Beweg dich, reite mich, ich bin dein Hengst!«

Nadja verschränkte ihre Hände hinter seinem Nacken und ritt eine Attacke. Er half ein wenig nach und so drang er tief in sie hinein. Herrlich!

Nach mehreren Höhepunkten stieg Nadja ab. Papageno zog ihr Kleid und den BH aus, Strapse und Strümpfe ließ er an. Dann legte er Nadja auf die Liege und kniete sich neben sie.

Er streichelte ihre Brüste, küsste ihre Knospen und langsam glitten seine Hände über ihren Bauch, bis wieder zwei Finger in ihrer Muschi verschwanden, die er zärtlich küsste. Dann legte er sich auf sie und glitt langsam in ihre Muschi hinein. Er packte Nadjas Pobacken, drückte sie ganz fest an sich und drang mit seinem herrlichen Schwanz immer tiefer in sie. Nadja verging fast vor Geilheit, jubelte laut, wie schön es wäre, so gevögelt zu werden.

Papageno lächelte verschmitzt, als er sich aus ihr entfernte, fragte, ob sie noch ein Ersatzhöschen dabei hätte. Hatte sie natürlich nicht.

»Dann musst du unten ohne nach Hause gehen, denn deins behalte ich.« Er holte ein Glas mit einem Deckel hervor. »Siehst du, da kommt es jetzt hinein.«

Er schnupperte noch einmal verzückt an ihrem Slip, atmete tief durch und lächelte verklärt. »Was für ein Genuss«, flüsterte er und schloss einen Schrank auf, in dem schon jede Menge verschraubte Gläser mit Inhalt standen.

»Willst du mal schnuppern?«, fragte er.

Nadja schüttelte den Kopf. »Nein danke. Ich bin zwar geil, aber nicht pervers. Du scheinst ja ein ganz perverses Ferkel zu sein.«

»Stimmt nicht! Für mich ist das ein Hochgenuss. Jeden Tag muss ich mindestens ein Mal daran schnüffeln. Die nächsten Tage wird dein Glas dran sein, bis ich ein neues hinzufüge.«

»Wie kommst du den an die vielen Trophäen?«

»Du hast es eben selbst erlebt ... Was glaubst du, wie gern sich Frauen jeden Alters von Papageno vernaschen lassen. Ganz nebenbei: Ich habe noch einen schwulen Freund im Theater, der vielleicht auch noch kommen wird.«

»Du bist bisexuell?«

»Ja. Aber du auch, oder?« Er lachte. Dann raunte er: »Lass mich noch einmal deinen schönen Arsch betrachten. Los, knie dich vor mich.«

Nadja tat, was er verlangte, denn es machte ihr wirklich Spaß.

Dieses Mal versenkte er sein Ding in das falsche Loch. Nadja erschrak kurz, aber als er dann noch mit ein paar Fingern in ihrer Möse landete, wurde es richtig schön.

Da ging plötzlich die Tür auf, und ein hübscher Mann erschien. »Du treuloser Freund«, stieß er hervor, »musst du mich schon wieder mit einer Frau betrügen?«

»Du weißt genau, dass ich beides brauche«, antwortete Papageno. »Zier dich nicht, zieh dich aus und versenk deinen Lümmel in mir.«

Er tat es. Es musste ein wunderbares Bild gewesen sein: Papageno von hinten in Nadja, dahinter der schwule Freud in Papageno. Alle stöhnten. Das hätte jemand filmen müssen, dachte Nadja und genoss die Stöße.

»Ach«, sagte Nadja zu Anna, als sie ihren Bericht von der Party schloss, »was bin ich froh, dass ich bei dir gelandet bin. Seit ich hier bin, ist das Leben wieder richtig schön!«

»Ich freue mich für dich«, antwortete Anna. »Aber jetzt lass uns ins Bett gehen. Ich bin todmüde und es war eine wirklich anstrengende Nacht. Wenn du willst, kannst du bei mir schlafen.«

Anna und Nadja gingen ins Bad, schminkten sich ab und duschen kurz. Dann sanken sie erschöpft ins Bett und schliefen sofort ein.

12. Anna: Möse auf nüchternen Magen

Wurde ich wach, weil die Morgensonne mein Gesicht kitzelte oder weil Nadja meinen Kitzler kitzelte? Wahrscheinlich beides. Nadja machte Fortschritte. Ich war mir sicher, dass sie genau so scharf werden würde wie ich. Sie orgelte mit Daumen und Zeigefinger in meiner Muschi herum, rubbelte ganz zart meinem Kitzler, bevor sie ihn mit ihrer Zunge beglückte. Gleichzeitig rührte sie mit dem Zeigefinger in ihrer eigenen Muschi herum und fing leise an zu stöhnen. Ich ließ sie gewähren, und tat, als wenn ich schliefe, wobei ich das geile Spiel genoss. Lange konnte ich mich nicht beherrschen. Meine Muschi fing an zu zittern, mein Po an zu wackeln und ich an zu stöhnen. So legte ich mich zwischen ihre gespreizten Beine. Nun lagen wir Muschi auf Muschi und rieben sie aneinander. Unsere Mösen küssten sich innig bis zu ersten Höhepunkt dieses schönen Tages.

Eng umschlungen wankten wir ins Badezimmer, wo wir gemeinsam duschten. Nadja überkam es wieder. Sie kniete sich vor mich, steckte ihre Nase zwischen meine Schenkel und rieb sie an meinem Kitzler.

»So viel Möse auf nüchternen Magen?«, fragte ich. »Wollen wir nicht erst einmal frühstücken?«

»Deine wunderschöne Möse ist mir mehr wert als jedes Frühstück«, sagte Nadja und versank mit ihrem Gesicht in meiner Muschi.

Ich drang mit meinen Fingern in sie ein und im nächsten Augenblick hatten wir beide wieder einen Orgasmus. Ich war mir sicher, dass meine kleine Nadja über das Gröbste hinweg war und sich zu einer echten Sexbombe entwickelte. Na, mir sollte es recht sein, denn ich freute mich, dass ich sie aus ihrem Tief herausholen konnte.

***

Als wir gerade mit dem Frühstück fertig waren, klopfte es an der Tür. Der Gärtner brachte, wie jeden Morgen, frische Blumen und wollte die Pflanzen gießen.

»Guten Morgen, die Damen. Ich wünsche, wohl geruht zu haben«, tönte er wohl gelaunt.

Nadja lachte laut los. Doch sie antwortete ihm freundlich: »Danke, haben wir.«

Ich glaubte einen gierigen Blick in ihrem wahrzunehmen.

»Komm mal her«, bat ich Nadja, »lehn dich aus dem Fenster. Was siehst du?«

Nadja tat es und sagte: »Ich sehe nichts Besonders … den Park, rechts den Garten, das Gewächshaus.«

»Dann schließ jetzt ganz fest die Augen und zieh den Rock hoch.«

Dave, der Gärtner, schaute gespannt zu. Das kleine Luder hatte keinen Slip an und er bekam einen Ständer in seiner Hose.

»Lass die Augen zu!«, bat ich.

Dann gab ich dem Gärtner ein Zeichen, und dieser ließ sich nicht lange bitten. Sofort fuhr er sein langes Rohr aus, spreizte leicht die süßen Pobäckchen von Nadja und glitt frohlockend ein. Nadja gab einen spitzen Schrei von sich und schon ging es los. Er vögelte sie auf Teufel komm raus von hinten und sie genoss es – ich auch! Vom Zusehen wurde ich so scharf, dass ich mich auf die Sessellehne setzte und mir einen herunterjubelte. Ich ritt auf der Lehne bis es mir fast kam. Und da hatte Nadja auch schon ihren Höhepunkt. Sofort schnappte ich mir Dave und zog ihn auf mich. Mit seinem Gerät fuhr er in mich und vögelte ohne Pause weiter. Auch mich brachte er zum Orgasmus, und jauchzend ließ ich mich einfach gehen.

Dave verschwand geräuschlos.

Nadja meinte: »Was soll bloß aus uns beiden werden?! Es ist noch keine elf Uhr und wir hatten schon drei Höhepunkte. Das ist kaum zu fassen!«

»Kannst du dir etwas Schöneres vorstellen?«, fragte ich sie.

»Eigentlich nicht. Ich glaube, ich kann schon wieder …«

Ich lachte und schüttelte den Kopf. »Nein, nein, jetzt ist erst mal Schluss mit dem Gutgehenlassen. Wir fahren jetzt zum Landhaus, sehen dort nach dem Rechten und dann gehen wir einkaufen. Du brauchst für dein Studium doch noch einige Sachen.«

Wir beide brachten eine kurze Dusche ohne Extras und ohne Sex hinter uns und dann ging es ab zur Garage. Wir fuhren ziemlich flott Richtung See und bereits in einer knappen Stunde waren wir da, um festzustellen, dass wir den Schlüsselbund vergessen hatten, Mist!

Ich leerte den Briefkasten, der mit Werbung vollgestopft war. Ich nahm mir vor, den Briefkasten abmontieren zu lassen, da hier sowieso keine Post hinkam und die ganze Werbung für mich überflüssig erschien. Trotzdem schaute ich sie einmal kurz durch und entdeckte dabei einen Flyer von einer Firma, die Dessous verkaufte. Den steckte ich in die Tasche, alles andere wanderte in den Mülleimer.

»Ich habe Hunger«, meldete sich Nadja.

»Okay, dann fahren wir in das hübsche Restaurant am See und essen dort etwas.«

***

Ich bestellte mir eine Seezunge, Nadja ein Steak, und zum Nachtisch gab es einen Eisbecher.

Mir fiel der Flyer ein, den ich in der Tasche hatte und holte ihn heraus. »Schau mal, Nadja, wir haben hier eine Werbung für ein Dessous-Geschäft bekommen. Da ich uns heute Nachmittag ein paar kaufen wollte, kommt mir der Flyer sehr gelegen.«

Gemeinsam blätterten wir den Flyer durch. Er war schön aufgemacht: Frauen mit Sexy-Figuren, die hübsche Bikinis, knappe Slips, wunderschöne BH, erotische Strumpfhosen und sexy Strapse trugen.

»Wow, das sieht toll aus! Wo ist denn das Geschäft?«, fragte Nadja.

Ich drehte den Flyer. »Mal sehen, die Anschrift steht bestimmt auf der Rückseite ... Aber, das ist gar kein Geschäft, sondern hier geht es um eine Dessous-Party, die man bei sich zu Hause veranstalten kann. Ich les mal: ›Laden Sie Ihre Freundinnen ein – wir kommen mit großer Auswahl schönster Dessous zu Ihnen – probieren Sie alles an – bestellen Sie problemlos – in wenigen Tagen kommt die Lieferung zu Ihnen – genießen Sie den Abend! Rufen Sie noch heute an, damit wir einen Termin vereinbaren können!‹ Nicht schlecht, oder?«

Nadja schüttelte den Kopf. »Das ist ja ein Ding! So etwas habe ich noch nie gehört.«

»Ich schon. Aber gemacht habe ich es noch nicht. Ich hätte Lust zu so eine Party, ich werde da mal anrufen!«

Ich bezahlte. Dann marschierten wir ans Ufer des Sees, setzten uns ins Gras und ließen uns von der Nachmittagssonne bescheinen. Ich nahm mein Handy und rief an. Ein Anrufbeantworter meldete sich. Doch ich wollte nicht draufsprechen.

Nadja fragte: »Wen würdest du denn einladen wollen?«

»Hm ... Mal überlegen. Ich denke, Susan wäre auf jeden Fall mit dabei.«

»Wer ist denn Susan?«

»Eine lesbische Pastorin, der ich beigebracht habe, dass es auch mit Männern Spaß macht. Ein Prachtweib, geil, scharf, zu allen Dingen bereit, wenn es um Sex geht. Die kommt bestimmt.«

»Na, da bin ich ja gespannt.«

Ich zählte weiter auf. »Dann Betty, die Haushälterin in meinem Elternhaus, die ich auch wieder zum Sexleben erweckt habe. Sie hat zwar keine so gute Figur, aber die ist scharf wie ein Rasiermesser. Dann meine Freundin Sarah, die ich noch aus der Schule kenne. Mit ihr zusammen habe ich meine Unschuld verloren. Die Geschichte muss ich dir erzählen!«

»Oh ja!« Nadja rieb sich die Hände in freudiger Erwartung.

13. Anna: Der Junge im Wald

Als Betty und ich sechzehn waren, hatten wir uns einen Schulkameraden, der gerade mal ein Jahr älter war als wir, mit in den Wald genommen. Dort hatten wir ihn in ein Gebüsch gezerrt und an Armen und Beinen festgebunden.

Als er um Hilfe schrie, hatte sich meine Freundin ihren Schlüpfer ausgezogen und einen Knebel daraus gemacht, dann war Ruhe. Wir zogen ihm die Hose aus und kitzelten und massierten seinen Schwanz so lange, bis er stand. Sarah setzte sich dann auf ihn und führte sich seinen steifen Schwanz ein. Auf einmal gab sie einen kurzen Schrei von sich, ein paar Tropfen Blut kamen zum Vorschein, und sie war keine Jungfrau mehr.

»Und jetzt du«, sagte sie zu mir.

Ich hatte eine ganz feuchte Muschi und mir war ganz anders. Es juckte wie verrückt. Ich machte es Sarah nach, setzte mich auf den Kerl und der flutschte wie geschmiert in mich hinein. Es gab einen kurzen, heftigen Schmerz, dann wurde es ganz heiß in meiner Muschi. Ich legte mich auf den Rücken, und er wälzte sich auf mich und stach zu. Er vögelte und vögelte und vögelte … Ich fing an zu schreien. Es war herrlich!

»Das möchte ich jetzt jeden Tag«, rief ich in den Wald.

»Das kannst du haben«, grinste ein junger Jäger, der zufällig vorbeikam. Er zog meinen Beglücker von mir herunter, entfesselte ihn und sagte: »Hau ab, du wirst nicht mehr gebraucht!« Dabei richtete er sein Gewehr auf ihn und tat, als wenn er schießen wollte. In Panik lief unser Held davon.

Ich lag wie gelähmt mit gespreizten Beinen im Moos. Der Jäger ließ seine Hose herunter und ein riesiger Schwanz kam zum Vorschein.

»Den kannst du jetzt ausprobieren«, grinste der Jäger. Er legte sich auf mich, steckte das riesige Ding in meine Möse und fickte los. Es war Himmel und Hölle zu gleich. Nach wenigen Augenblicken hatte ich den ersten richtigen Orgasmus meines Lebens.

Sarah stand entgeistert neben uns, brachte kein Wort heraus. Der große Schwanz vom Jäger stand immer noch. Er schnappte sich Sarah, die so tat, als ob sie sich wehren wollte. Sofort zog er ihr die Hose aus, stellte sie gegen einen Baum und vögelte sie im Stehen, bis er nicht mehr konnte. Als er fertig war, zog er seine Hose an und verschwand wortlos im Wald.

Sarahs Schlüpfer war nass, denn den hatte unser Held als Knebel im Mund gehabt, und den wollte sie nicht mehr anziehen. Und meiner war feucht und klebrig, den konnte ich nicht mehr anziehen. So liefen wir unten ohne zu Sarah nach Hause. Dort wuschen wir uns gründlich und betrachteten stolz unsere Muschis, die nun ihrem eigentlichen Zweck zugeführt waren.

14. Anna: Die DessousVeranstalterin

»Sarah hat sich vor einigen Monaten von ihrem Mann getrennt. Wir haben uns lange nicht mehr gesehen und nutzten die Zeit nach der Trennung, uns ordentlich auszuquatschen. Sie werde ich also ganz bestimmt einladen.«

»Was du schon alles erlebt hast!« Nadja schüttelte ungläubig den Kopf.

Ich lächelte und zählte weiter auf. »Meine Friseurin Larissa, das scharfe Luder, wird sicher auch gern kommen. Sie mag allerdings nur Frauen. Wenn sie am Friseurstuhl neben mir steht, um meine Haare zu behandeln, greife ich ihr immer unter den Minirock und liebkose ihre Vagina. Sie hat eine ungeheure Beherrschung. Ihre Möse zittert vor Geilheit, wenn es ihr kommt, aber kein Mensch merkt etwas davon. Sie ist aber eine Egoistin, noch nie hat sie sich Gedanken gemacht, wie ich auf meine Kosten komme. Ich habe mir geschworen, dass ich mich eines Tages an ihr rächen werde. Die lade ich also auch ein!«

»Wie willst du das denn anstellen?«, wollte Nadja wissen.

»Das werde ich mir noch überlegen.« Ich grinste. »Dann gibt es da noch meine Masseurin Li. Mit ihr hatte ich noch nichts, aber sie steht schon auf meiner Liste der noch zu Erobernden. Einige Frauen werden mir sicher noch einfallen. Eigentlich fehlen nur noch Männer für den Notfall. Es könnte ja sein, dass die eine oder andere von einem richtigen Kerl gevögelt werden will. Dafür nehmen wir doch einfach Burt, den Chauffeur, und Dave, den Gärtner.«

»Sag mal«, Nadja legte die Stirn in Falten, »hast du schon einmal daran gedacht, dass das eine Modenschau ist, wo Sachen verkauft werden sollen?«

»Ich habe an überhaupt nichts gedacht, außer an Sex. Bei dem Gedanken an diese Party ist mir schon wieder ganz schwummerig und meine Möse kocht fast über vor Lust. Willst du mir einen Gefallen tun?«

»Welchen?«

»Steck deine Hand von unten in mich und rühr in meiner Möse herum, ich platze sonst vor Geilheit.«

Nadja erfüllte meinen Wunsch. Dabei wurde auch sie wieder ganz munter und küsste mich leidenschaftlich, bis wir ruck zuck in der 69er-Stellung lagen. Es war fantastisch! Ein riesiger Orgasmus überwältigte uns. Wir zogen uns aus, sprangen in den See und schwammen eine kleine Runde.

Danach legten wir uns in die Sonne zum Trocknen. Ich rief noch mal bei der Veranstalterin der Dessous-Party an. Diesmal klappte es. Die freundliche Dame reagierte allerdings sehr zurückhaltend auf meine Fragen, wie so eine Party abliefe. Sie schlug mir aber vor, einen Termin bei mir zu Hause zu vereinbaren, um alle Einzelheiten zu besprechen. Am Telefon war sie nur bedingt bereit, Auskünfte zu erteilen.

So machten wir einen Termin für übermorgen.

Ich schlug Nadja vor, in die Stadt zu fahren und einige Sachen für ihr Studium zu kaufen. Sie war sofort freudig begeistert. So fuhren wir los. Es wurde ein vergnügter Nachmittag und am Ende waren wir wie zwei Lastesel bepackt. Einige weiße Arztkittel, zwei weiße Arzthosen, Arztschuhe, außerdem normale Jeans und Tops.

»Wie soll ich das nur wieder gutmachen?«, fragte Nadja.

»Ach, gar nicht, wir sind doch Freundinnen. Ich habe einfach ein bisschen mehr Geld als du, was reiner Zufall ist. Außerdem: Besser kann ich doch mein Geld nicht anlegen. Du wirst bestimmt eine gute Ärztin, und dann lasse ich mich später nur von dir behandeln.«

***

Was ich zwei Tage später erlebte, übertraf all meine Erwartungen. Kurz nach zehn, ich hatte gerade gefrühstückt und Nadja das Haus verlassen, um in der Universitäts-Buchhandlung Bücher zu bestellen, kam der angekündigte Besuch. Einem Pontiac entstieg eine elegante Dame.

Dave, der gerade vorbeigehen wollte, wurde mit zwei Reisetaschen beladen und brachte die Dame zu mir in die erste Etage.

»Hallo, Mrs Lynn, ich bin Senta Brown, die Dessous-Veranstalterin.«

Die imposante Person, schätzungsweise Kleidergröße achtundvierzig, riesengroß, herrlich große Titten, einen Arsch wie ein Pferd – proportional war sie eine Wucht – elegant gekleidet, wunderschöne Augen, braune, ziemlich lange Haare, formvollendete Beine – es passte einfach alles –, wogte in mein Reich und sank in einen Sessel.

Ihr dezenter Schmuck ließ einen exzellenten Geschmack vermuten. Das Make-up war vom Feinsten und das Nageldesign ebenfalls. Ein Rasseweib, dem bestimmt weder Mann noch Frau widerstehen könnte.

»Was darf ich Ihnen anbieten?«, fragte ich.

»Einfach Orangensaft und Mineralwasser.«

Ich ließ es kommen.

Die Dame sah sich im Zimmer um. »Wird die Party hier stattfinden?«

»Nein, ich habe ein Landhaus am See, etwa eine Stunde von hier, wo ich sie gern machen würde. Wäre das ein Problem?«

»Nein, nein, keines Falles! Es ist Ihre Entscheidung, wo wir die Party veranstalten, ich komme überall hin, Hauptsache, ich muss nicht fliegen!«

Wir lachten beide.

Der Orangensaft kam. Ich fragte sie, wie so eine Party überhaupt aussah und ablaufen würde.

Senta Brown beugte sich ein wenig nach vorn und begann zu sprechen: »Sie, die Gastgeberin, laden einfach eine Anzahl von Freunden, in der Regel Damen, ein, die Lust haben, sich diverse Dessous in Form einer Modenschau anzusehen und bei Gefallen, zu kaufen. Alle Beteiligten dürfen die Dessous jederzeit anprobieren, dadurch werden sie automatisch zu den Models, die dann für die anderen Frauen die Unterwäsche präsentieren. Das lockert den Abend ungemein auf und lässt eine erotische Stimmung aufkommen.

Findet die Party am Nachmittag statt, dann müssten Sie als Gastgeberin Kaffee und Kuchen bereitstellen und bei einer Abendveranstaltung könnte es dann belegte Brötchen oder ein paar Schalen Süßes und Salziges geben.«

»Wie sieht es mit Getränken aus?«, fragte ich.

»Die müssten Sie auch bereitstellen, da sie ja am besten ihre Freundinnen und Bekannten kennen.«

»Verstehe. Und wo lassen Sie die Dessous? Soll ich einen Tisch zur Verfügung stellen?«

»Nein. Ich bringe eine große Kleiderstange mit, an denen die Dessous, sortiert nach Größen und Farben, aufgehängt werden. Außerdem werden mich noch eine oder zwei Mitarbeiterinnen begleiten, die mir beim Aufhängen der Dessous behilflich sein werden und beim Herausgeben und Zurückhängen der Unterwäsche, wenn Sie und Ihre Freundinnen sie anprobieren.« Senta Brown beugte sich noch ein Stück näher zu mir und raunte: »Bei Bedarf und zusätzlicher Honorierung können auch meine Mitarbeiterinnen, alles junge, gut aussehende Studentinnen, als Model fungieren.«

Dabei glitt sie wie unbeabsichtigt mit der Hand über mein

Knie, was mich wie ein Blitz durchzuckte. Das merkte sie natürlich und reagierte entsprechend darauf. »Lassen Sie uns ein Gläschen Champagner trinken, das regt am Vormittag den Kreislauf an und lockert die Atmosphäre«, schlug sie deshalb vor.

Ich ging an meine Hausbar, holte eine Flasche heraus, köpfte sie und schenkte ein.

»Lass uns auf Du und Du trinken«, meinte Miss Brown, was wir sofort ausgiebig taten. Sie stellte ihr Glas ab, nahm mich zwischen ihre schönen Arme und küsste mich auf den Mund. Ihre Zunge verirrte sich zwischen meinen Zähnen und ihre Hand verschwand in meinem Slip. Sie hatte da ein paar Griffe drauf, die mich in Sekundenschnelle auf Hochtouren brachten. Ich schüttelte mich vor Wonne. Ungestüm wälzten wir uns auf dem Teppich.

Nach dem ersten Ansturm zog sie mich langsam aus, öffnete danach eine ihrer Reisetaschen, aus der scharfe Dessous zum Vorschein kamen.

»Such dir eins aus und probier es an«, forderte sie mich auf.

Ich nahm ein nachtblaues Höschen, dazu Strapse, Netzstrümpfe und den passenden BH.

Inzwischen hatte sie sich auch ausgezogen und es verschlug mir den Atem. Da stand der Traum aller Männer – aber auch mich törnte sie an! Ihre prallen, rieseigen Brüste standen fest und hingen kein bisschen. So etwas hatte ich noch nie gesehen. Ihr Bauch war flach und fest, die Schenkel riesig – stramm wie bei einem Gewichtheber – die Beine waren formvollendet, alles wirkte wie gemalt! Ihre Muschi war rasiert, die Schamlippen prall, und lachten mich einladend an. Ich konnte mich kaum beherrschen. Das merkte sie sofort und legte sich vor mich auf den Rücken, dabei spreizte sie leicht die Beine und lächelte mich verführerisch an. »Komm, bedien dich!«

Ich stürzte mich auf sie, steckte zwei Finger in ihre pralle Möse und rührte in ihr herum. Leise bewegte sie ihren mächtigen Hintern, stöhnte vor sich hin. Dann nahm sie meine Hand aus sich und drückte meinen Kopf zwischen ihre Beine! Ich saugte mich an ihrer feuchten Fotze fest, verging fast vor Geilheit. Gerade, als ich dachte, hier am liebsten den ganzen Tag drinbleiben zu wollen, da war es schon wieder vorbei. Sie stieß einen tierischen Schrei aus und ein unheimlicher Orgasmus ergriff von ihr Besitz.

Geschickt legte sie mich auf den Rücken und bearbeitete jetzt meine Muschi, sodass mir Hören und Sehen verging. Auch ich konnte mich nicht beherrschen und schrie meine Wollust aus mir heraus.

Der Chauffeur hatte das wohl gehört, denn ich nahm wahr, dass er die Treppe heraufeilte und dann die Tür aufriss. Sofort leuchtete ihm der einmalige, riesige, stramme, geile Arsch von Senta Brown entgegen. Er bewegte sich leicht, während sie weiter in meiner Muschi herumschleckte, um mich zum nächsten Höhepunkt zu bringen. Mir wurde fast schwindelig.

Burt zog seine ölverschmierte Arbeitshose aus – er hatte wohl gerade an meinem Auto einen Ölwechsel vorgenommen – zog mit seinen schmutzigen Händen Sentas knackige Arschbacken auseinander und knallte ihr seinen riesigen Hammer dazwischen.

Senta quiekte wie ein Schwein und rief: »Fick mich bis in alle Ewigkeit!«

Er rammelte wie ein Bock, immer fester, immer tiefer, immer schneller. Senta wimmerte zum Gotterbarmen: »Mach weiter, hör nie wieder auf!« Dabei drang sie mit ihrer Zunge immer tiefer in mich ein, und ich verging fast vor Lust.

Nach dem vierten Höhepunkt konnte ich nicht mehr. Ich kroch unter Senta hervor, wankte ins Bad und ließ mir Wasser in die Wanne ein. Völlig fertig glitt ich ins warme Wasser. Diese Senta war ein Teufelsweib! Noch nie hatte mich in meinem erfüllten, überdurchschnittlichen Sexleben eine Frau oder ein Mann so fertiggemacht. Selbst die geilen Töne von nebenan, die die beiden nun von sich gaben, konnten keine Lust mehr in mir erzeugen. Hoffentlich machte sie unseren Chauffeur nicht ganz kaputt. Nach dem, was da zu hören war, mussten die beiden jeden Augenblick vor Wollust sterben. Was hatte diese Frau bloß alles drauf! Nicht nur diese üppige Figur trieb einen zum Wahnsinn, auch ihre Praktiken waren wohl kaum zu überbieten.

Auf einmal war es ganz still.

Da kam Senta grinsend ins Bad. »Dein Supervögler liegt auf dem Teppich und gibt keinen Piep mehr von sich – dieser Schlappschwanz! Hast du noch mehr Kerle im Haus? Ich möchte noch mal gevögelt werden.«

»Äh, ja«, antwortete ich, »wir haben noch einen Gärtner. Der hat einen langen dünnen Schwanz, ist sehr emsig und ausdauernd, und wenn du willst, mach er auch einen Popofick mit dir.«

»Für Arschficker habe ich nicht so viel übrig, da hat mich so ein strammer Hengst beinahe mal eingerissen. Wenn er aber wirklich einen langen Dünnen hat, ist das etwas anderes. Den möchte ich schon mal probieren. Hast du Vaseline da?«

»Klar, ich bin immer für alle Sexfälle gewappnet. Soll ich dir den Gärtner jetzt kommen lassen?«

Senta überlegte. »Macht der denn einfach so alles mit?«

Ich nickte vielsagend. »Erstens vögelt er gern, und zweitens sind diese beiden meine Sexsklaven. Die kommen, sobald sie gerufen werden!«

»Dann ruf ihn und gib mir schon mal die Vaseline, ich will mein Buhloch einfetten.«

15. Dave: Wahnsinnsfrau

Dave kam angelaufen. In der Tür begegnete er Burt, der fast auf allen vieren den Raum verließ.

»Was ist denn mit dir los?«, fragte Dave.

»Nichts, da ist nur eine Wahnsinnsfrau drin, die mich fast totgevögelt hätte. Jetzt bist wahrscheinlich du dran.«

Burts Gerät vergrößerte sich wie auf Kommando. Als er die Walküre sah, traten ihm fast die Augen aus dem Kopf. Sie war wirklich eine Wahnsinnsfrau!

»Zeig mal dein Schwänzchen her«, forderte sie.

Blitzschnell zog er seine Hose aus. Vor Senta pendelte sein langer, schmaler Schwanz.

»Der sieht ja aus wie eine Peitsche«, tönte sie, »komm mal näher.«

Sie nahm ihn in ihre Hände und zwirbelte ihn zwischen ihren Handflächen, als wenn sie mit einem Quirl in der Suppe rühren wollte. Jetzt wurde er dicker und ganz steif. Scharf, wie sie war, nahm sie die Spitze in den Mund und ließ ihre Zunge flink über seine Eichel flitzen.

»Hör auf«, stieß er mit bebender Stimme hervor, »sonst spritze ich dir eine Ladung in deinen geilen Hals!«

Sie hörte auf, drehte sich um, kniete sich vor ihn und streckte ihm ihren riesigen geilen Arsch entgegen. »Jetzt steck deine Finger in meine Fotze und fick mich in den Arsch«, befahl sie.

Sein Prengel flutschte ohne Widerstand in sie hinein. Sie gab Töne der Verzückung von sich, während er nach Herzenslust in ihr herumstocherte. Mit der linken Hand wühlte er in ihrer Möse, mit der rechten knetete er abwechselnd ihre herrlichen Titten. So lustvoll hatte er sich noch nie in einer Frau ausgetobt.

»Fick schneller«, forderte sie, »aber hör nicht auf, in meiner Fotze zu rühren. Du bist ja ein ganz toller Ficker.«

Sie stöhnte immer lauter und bekam wieder einen riesigen Höhepunkt, der sie nur noch verrückter machte. Ihr großer Hintern beschrieb Kreise und bewegte sich auf und ab. Dave brauchte mit seinem Schwanz überhaupt nichts mehr zu tun, denn Senta übernahm alles andere. Er konzentrierte sich jetzt ganz auf ihre Möse, drehte ihren Kitzler zwischen Daumen und Zeigefinger, dann knallte er ihr abwechselnd den Mittelfinger tief in sie hinein, wobei sie ausgelassen jauchzte. Ihre Titten vergaß er nicht. Erst streichelte er die Brustwarzen, bis sie knallhart waren, dann knetete er wieder die schweren Klopse. Als er seinen Finger langsam aus ihrer Möse zog, glaubte er seinen eigenen Schwanz, der Senta in dem anderen Loch beglückte, zu spüren.

»Steck die Finger wieder rein!«, schrie sie. »Ich habe noch lange nicht genug!«

Er tat, wie befohlen. Kurz darauf zittere sie am ganzen geilen Leib, und wieder wurde sie von einem Orgasmus geschüttelt. Dave kam im gleichen Moment. Dann wurde sein Schwanz kleiner, und erzog ihn aus ihr heraus.

»Na, du bester aller Ficker, kannst du nicht mehr?«, fragte Senta. »Dann nimm deine Zunge, ich will mal versuchen, ob die genauso gut ist, wie dein langer Schwanz.«

Dave war entsetzt. Mit der Zunge war er noch nie in einem Frauenhintern gewesen – und wenn dieser noch so schön war, das würde er nicht machen. Da kam die Erlösung: Senta drehte sich um, legte sich auf den Rücken und spreizte ihre fantastischen Schenkel. Er wollte es kaum glauben, da lachte ihn eine völlig nackte Muschi an, glatt rasiert, kein Haar weit und breit. Er konnte sich kaum sattsehen.

Senta wurde ungeduldig. »Was ist?«, fragte sie.

Schließlich nahm sie seinen Kopf mit beiden Händen, tauchte sein Gesicht in ihre kochende, feuchte Möse hinein und rieb sich an ihm. Auf einmal kam sie in Ekstase und schloss ihre mächtigen Schenkel über seinen Kopf. »Hol deine Zunge raus!«, schrie sie.

Es wurde Nacht um ihn, er sah nichts mehr. Die Schenkel schlossen sich noch enger und er versuchte, sich zu befreien, denn er bekam kaum noch Luft. Das machte Senta immer rasender.

16. Anna: EndSpurt

In diesem Augenblick kam ich aus der Wanne, betrat den Raum und sah Dave hilflos zwischen ihren mächtigen Schenkeln zappeln, seine Bewegungen schienen langsamer zu werden.

Geistesgegenwärtig riss ich ihre Beine auseinander. Dave schnappte nach Luft, röchelte fast nur noch. Voller Angst stand er auf und rannte ins Bad, wo er erst einmal auf die Toilette musste. Ruck zuck zog er sich an und verließ panikartig den Raum.

Senta war immer noch heiß. Sie zog mich zu sich herunter und steckte sich meine Hand in ihre Möse. Als ich nicht reagierte, nahm sie mein rechtes Knie zwischen ihre Schenkel, rammte es sich so gut es ging in ihr Geschlechtsteil und rieb sich so lange damit, bis es ihr kam.

Als ich immer noch nicht reagierte, öffnete sie ihre zweite Reisetasche, holte einen ziemlich unförmigen großen Schlüpfer heraus, der fast so groß war wie eine Radlerhose. Diese zog sie in affenartiger Geschwindigkeit an und zuckte leicht zusammen. Dann kroch sie auf allen vieren zu mir, versank mit ihrem Gesicht zwischen meinen Beinen und leckte mich nach Strich und Faden. Dann bewegte sie ihren riesigen Hintern, als wenn sie auf jemandem liegen würde und ihn vögelte. Sie ließ ihren Unterleib immer wieder vor- und zurückschnellen, wobei ihre Zunge immer rasanter leckte. Beide kamen wir wieder zu einem riesigen Höhepunkt.

Dann blieb Senta endlich liegen und konnte wohl nicht mehr.

17. Senta: Kurze StreichelEinheiten

Senta verschwand im Bad, zog ihre Radlerhose schnell aus und versteckte sie blitzartig in ihrer Reisetasche, die sie sofort verschloss. Es sollte nicht jeder sehen, was das für eine besondere Hose war. Dann ging sie unter die Dusche.

Erst duschte sie ganz heiß, dann eiskalt. Das tat ihr gut!

Schnell zog sie sich neue Wäsche an und verließ das Badezimmer. Sie grinste, als sie sich zu Anna mit auf die Couch setzte. Nun trug sie nur einen sexy Schlüpfer und einen BH, der mehr sehen ließ als er verbarg, und spürte, wie sie Anna damit heiß machte.

»Wozu trägst du eigentlich einen BH, deine Brüste stehen doch wie eine eins«, sagte Anna.

»Ich gehe je nach Bedarf auch ohne. Aber auf Dauer geht das nicht, denn sie sind zu schwer und schmerzen dann. Ein bisschen Stütze ist also nötig.«

»Bitte nimm den BH ab, ich möchte deine Brüste noch einmal sehen«, bat Anna.

Nur zu gern ließ Senta ihren BH fallen. Anna rückte ein Stück näher und begann die herrlichen Titten zu kneten und zu massieren. Als Anna sich an den Brustwarzen festsaugte, atmete Senta schwer, steckte sich einen Finger in ihre Möse und fing an zu rühren. Das tat wieder unendlich gut. Und als Anna dann aufstand und Sentas splitternackte Muschi küsste, nahm Senta ihren Finger heraus und steckte ihn in Anna. Das brauchte das kleine Luder wohl gerade. Doch für Senta war es schon nach einer Weile genug, sodass sie ihren Finger wieder aus Anna herauszog und unvermittelt sagte: »Ich habe Hunger!«

***

Es war inzwischen schon Nachmittag. Das Personal war verschwunden, und so gingen wir in die Küche, um nachzusehen, was es noch zu essen gab. Im großen Kühlschrank fielen mir zwei Dosen mit Bockwürsten ins Auge. Ich grinste, als die Erinnerung in mir hochkam, was Nadja und ich damit getan hatten.

»Magst du Bockwurst?«, fragte ich Senta.

»Ist mir egal, Hauptsache etwas zu essen.«

Ich suchte einen Dosenöffner und setzte Wasser auf. Nach zehn Minuten waren die Würste heiß. Wir machten uns über die Bockwürste her, und schnell waren sie gegessen. Zwei Stück hatte ich in weiser Voraussicht noch auf einem Teller neben dem Kochtopf deponiert.

»Ich kann nicht mehr«, sagte Senta, als sie die beiden sah.

Ich lächelte. »Die sind nicht zum Essen.«

»Nein? Wozu dann?«

»Zieh mal deine Hose aus, ich zeige es dir.«

Ich schob auch meinen Slip nach unten und steckte mir

dann die Wurst genüsslich in meine Muschi, um mich damit zu vögeln.

Senta schüttete sich vor Lachen aus. »Das darf doch nicht wahr sein! So etwas habe ich noch nie gesehen!«

»Komm, probier es doch auch mal!«

Zögerlich nahm sie die Wurst vom Teller und steckte sie sich ganz langsam in ihre nackte Möse, dabei hielt sie den Atem an.

»Nicht schlecht«, meinte Senta, »fühlt sich fast wie ein richtiger Männerschwanz an: fest und schön warm. Jedenfalls viel besser als ein Gummischwanz!«

Ich grinste.

Sie bewegte ihre Wurst noch einige Male hin und her, richtige Lust wollte aber nicht aufkommen. War ja auch kein Wunder nach dem Programm, das hinter uns lag!

»Das heben wir uns für ein anderes Mal auf«, meinte Senta. »Jetzt lade ich dich zum Kaffee ein und morgen komme ich noch einmal wieder, dann planen wir deine Party.«

18. Anna: LesbiTraum

Zwei Tage später war Senta wie versprochen wieder da.

»So, meine liebe Anna«, begann sie, »Hast du dir denn inzwischen überlegt, wann wir die Party machen sollen und auch, wer alles kommen wird?«

Ich nickte. »In zwei oder drei Wochen können wir die Party steigen lassen. Wir werden etwa zehn Personen sein und auch zwei bis drei Herren. Wenn du ein schönes, kaffeebraunes Model hast, bringe es mit. Das macht das Ganze etwas farbiger. Voraussichtlich wird es recht locker zugehen, es kommen weltoffenen Leute, keine Nonnen. Eine Pastorin ist dabei, die dürfte aber mit zu den Lockersten gehören, sie ist bisexuell, wie die meisten. Figürlich kommt sie dir sehr nahe. Eigentlich dürfte sie fast die gleichen Maße haben wie du – die wird dir gefallen! Eine steht nur auf Frauen, ist eine überzeugte Lesbe und zwei treiben es nur mit Männern. Die Männer haben wir aber da – die beiden, die du bereits genossen hast … Burt, der Mann mit dem großen dicken Schwanz, der endlos zustoßen kann wie ein Hengst, und Dave, der mit dem langen schlanken Gerät, Spezialist für Popofick und sehr ausdauernd.«

»Das klingt gut und vielversprechend. Dann werde ich dir jetzt die Dessous zeigen. Ich kann auch ein paar vorführen oder mit dir zusammen ausprobieren.«

»Gern!«

»Gut«, sagte Senta, »dann öffne mal eine Flasche Sekt. Ich bereite inzwischen alles vor.«

Ich köpfte den Sekt und kam mit zwei Gläsern zu Senta zurück. Sie hatte schon vieles ausgebreitet und ich konnte mich an den wunderschönen Stücken Wäsche nicht sattsehen.

Senta nahm dankend den Sekt entgegen und sagte: »Wenn wir am Nachmittag beginnen, werden wir nach dem Kaffee und Kuchen mit der eigentlichen Dessous-Party beginnen.

Bikinis, Slips, BH, Strapse, Hüftgürtel und Strümpfe hängen oder liegen dann bereit. Die ersten zwei, drei Damen suchen sich etwas Passendes aus, gehen damit in den Nebenraum, ziehen sich um und kommen mit den schönen Dessous bekleidet zu uns zurück, um sich uns als Model zu präsentieren. Das geht im Wechsel, bis alle gefunden haben, was sie suchen. Meine Mitarbeiterinnen und ich nehmen die Bestellungen im Nebenzimmer auf. Das sollte schon diskret zugehen.«

Wir tranken Sekt. Senta zeigte mir währenddessen die hübschen Stücke und schlug vor, dass ich mir ein paar Sachen aussuchen und anprobieren dürfte. Ich könnte sie auch sogleich vorführen, damit ich ein Gefühl dafür bekäme, wie es nachher ablaufen würde.

Also suchte ich mir einen Bikini, zwei Höschen und einen BH aus und fing an, mich auszuziehen. Unter Sentas geilen Blicken wurde mir schon wieder ganz anders, das wollte ich mir aber nicht anmerken lassen.

Ich zog den Bikini an und schritt an Senta vorbei, als wenn ich auf dem Laufsteg wäre. Sie grinste und sagte: »Du stelzt da rum, wie ein Storch im Salat. Du musst ganz locker schreiten, ein wenig mit deinem geilen Arsch wackeln. Warte, ich zeig es dir.«

Sie zog ihre Bluse und ihren Rock aus, wobei ihre herrlichen Titten mir entgegensprangen. Und tatsächlich, Senta wandelte, nein, schwebte geradezu. Ihre Brüste wogten und ihr supergeiles Hinterteil bewegte sich graziös. Man konnte glauben, sie schwebte an mir vorbei und das bei dem Gewicht! In meiner Muschi war sofort die Hölle los, und Senta bemerkte es.

»Wir sind hier nicht zum bumsen. Wir machen jetzt eine Privat-Modenschau. Also beruhige dich. Deine Belohnung bekommst du noch, aber erst, wenn du gelernt hast, richtig zu gehen.«

»Warte kurz«, bat ich, »bin gleich zurück, muss nur mal eben ins Bad.«

Ich zog das feuchte Bikinihöschen aus, ging in die Dusche und benetzte meine heiße Muschi mit eiskaltem Wasser. Schon war ich etwas ruhiger und meine Muschi war fürs Erste gebändigt. Rasch zog ich mir einen heißen, feuerroten Schlüpfer an und den dazu passenden BH.

»Vergiss die Pumps nicht, die mit den hohen Absätzen«, bemerkte Senta, woraufhin ich in ihnen an ihr vorbeistöckelte.

»Schon besser«, meinte sie, »aber noch lange nicht perfekt. Jetzt machen wir eine kleine Pause, dann beginnen wir mit Teil zwei, da lernst du bestimmt laufen. Komm, setz dich zu mir.«

Auch dieser heiße Schlüpfer war schon wieder feucht.

»Du bist ja eine von den ganz Schlimmen. Denkst du eigentlich nur an Sex?«, fragte sie.

»Nicht nur, aber sehr, sehr oft. Ich liebe mich, ich liebe meine Muschi und ich liebe Sex über alles, egal ob mit Mann oder Frau. Ich glaube, ohne Sex müsste ich sterben.«

Mit diesen Worten knöpfte ich ihr den BH auf und streichelte ihre herrlichen Brüste. Sie verschwand mit ihrer Hand zwischen meinen Beinen, zog mir das feuchte Etwas aus und rührte in mir herum, sodass ich Sterne sah. In kürzester Zeit zauberte sie einen Orgasmus aus mir heraus, streckte mir dann ihre herrliche, nackte Vagina entgegen und zog meinen Kopf zwischen ihre dampfenden Schenkel.

»Leck, leck, leck ...«, wimmerte sie.

Und ich tat, was ich konnte. Sie explodierte förmlich und weinte ein paar Freudentränen, bevor sie in meiner Muschi mit ihrer schnellen Zunge versank. Ich bebte vor Lust. Dann brach es noch einmal wie ein Orkan über mich herein.

Schließlich gingen wir ins Bad, ließen Wasser mit einigen Tropfen feinstem Rosenöl ein und träumten von ein paar ordentlichen geilen Schwänzen.

»Willst du heute Nachmittag nicht mal deine beiden geilen Böcke, den Gärtner und den Chauffeur, kommen lassen?«, fragte mich Senta.

»Das geht leider nicht. Der Chauffeur ist mit meinem Mann unterwegs, sie kommen erst morgen wieder, und der Gärtner hat zwei Tage frei.«

»So ein Mist!«

»Ich habe Hunger. Soll ich mal in der Küche Bescheid sagen?«, fragte ich Senta.

Sie nickte. »Gern. Aber bitte keine Bockwürste, das erinnert mich leider zu sehr daran, dass kein Kerl im Haus ist.«

Lachend stiegen wir aus der Wanne. Jeder trocknete sich selbst ab – sicher ist sicher! Dann zogen wir uns an, sodass wir einen ordentlichen Eindruck bei der Haushälterin machen konnten, die uns später zwei wundervolle Steaks mit Salat brachte.

Senta machte es sich anschließend auf der Couch bequem und ich versank in meinem Lieblingssessel. Wir schliefen eine Stunde und erwachten, als uns Kaffeeduft in die Nase stieg.

Senta rekelte sich und war sichtlich erfreut über das Getränk, das ihre Lebensgeister weckte. »Dann können wir ja gleich mit Teil zwei meiner Vorführung beginnen. Wo ist eigentlich deine reizende Freundin Nadja?«

Ich nahm einen Schluck Kaffee und sagte: »Die hat alle Hände voll zu tun, denn ihr Studium beginnt in wenigen Wochen. Sie wirft gerade einen Blick in ihre Bücher. Da ich wusste, dass du heute kommst, habe ich ihr heute und morgen frei gegeben.«

»Verstehe. Gut, dann zum Sortiment für die besondere Party in den Abendstunden.«

Sehr heiße Sachen kamen zum Vorschein: kleinste Slips in allen Farben, dazu Strapse, BHs, Tangas, Höschen und Strumpfhosen mit einer Öffnung direkt vor der Vagina.

Ich staunte nicht schlecht.

»Die braucht man sich bei einer unverhofften schnellen Nummer ohne Vorspiel nicht erst auszuziehen«, klärte Senta mich auf. »Wenn du also in höchster Not einen verjubelt haben musst, nimmst du dir den Kerl, gehst mit ihm auf eine Toilette oder hinter einen Baum im Park, hebst deinen Rock hoch, bückst dich und er kann dir ganz auf die Schnelle sein Ding einfahren und dich vögeln. Das bringt nicht nur einen schnellen Orgasmus, das bringt auch einen gewaltigen Kick, denn jeden Augenblick könnte dich jemand entdecken. Das habe ich einige Male ausprobiert. Ich kann dir nur sagen: Diese Lochhöschen oder Lochstumpfhosen haben es in sich!«

Senta lachte und ich staunte.

»Donnerwetter«, sagte ich, »das sind ja aufregende Sachen, da wird mir ja ganz schwindlig.«

»Du wirst gleich noch größere Augen machen! Jetzt probier mal das schwarze Höschen mit Straps und BH an, das da auf dem Sessel liegt. Schau dir das Höschen, das aus ganz leichtem, aber sehr widerstandsfähigem Gewebe hergestellt ist, genau an, es ist meine neueste Erfindung, ich nenne sie ›Lesbi-Traum‹.«

Ich nahm das schwarze Etwas und erschrak. Innen war ein kleiner Penis, etwa sechs Zentimeter lang, steif aber elastisch, eingewebt. Er fühlte sich an wie ein echter Schwanz.

Senta beobachtete mich und grinste. »Diese Schwänze gibt es in drei Größen und in verschiedenen Farben. Sie sind gefühlsecht. Du glaubst, du hast einen echten Schwanz in deiner Muschi. Das Höschen kann man so lange tragen, wie man möchte und wie man es aushält. Mitten in der Stadt kann dir einer abgehen – mir ist das schon passiert.« Senta lachte auf. »Außerdem wirkt dein Gang super sexy, denn du wackelst mit deinem Arsch einem Höhepunkt nach dem anderem entgegen. Wenn du dich genügend selbst gevögelt hast, ziehst du das Ding einfach aus, gehst unten ohne weiter spazieren und lässt deine dampfende Muschi abkühlen.«

Ich lachte. »Das kann doch nicht wahr sein!« Ungläubig schüttelte ich den Kopf. »Das wird doch nur behauptet, oder? So richtig ausprobieren traut sich das doch keiner.«

»Und ob!« Senta hob den Zeigefinger. »Ich habe es selber ausprobiert! An einem wunderschönen Morgen zog ich mutig das süße Ding, den ›Lesbi-Traum‹ an und der falsche Penis verschwand in meiner Möse. So verließ ich das Haus und stöckelte Richtung Metro-Station. Nach etwa zwanzig Schritten begann meine Muschi vor Geilheit zu laufen, wurde feuchter und feuchter, mein Po kreiste vor Lust, und ich fing leicht zu zittern an. Als ich an der Metro-Station ankam, konnte ich nicht mehr an mich halten. Ein heftiger Orgasmus überkam mich. Ich gab einen leisen, aber lustvollen Schrei von mir und musste mich am Treppengeländer festhalten.«

Ich war platt vor Staunen. Dieses Höschen faszinierte mich, machte mich scharf. Ich war mir sicher, ein paar davon zu kaufen. Voller Lust zog ich jetzt so ein ›Lesbi-Traum‹-Höschen an. Der eingebaute Penis besaß die kleinste Größe.

»Jetzt schreitest du schon fast wie ein richtiges Model«, lobte Senta mich.

Mein Muschi kochte nach wenigen Schritten und mein Po wackelte beim Gehen wie von selbst. Der künstliche Schwanz, ein wenig größer als der erste, zeigte sehr schnell Wirkung. Es durchzuckte mich wie ein Blitz und ich ging voller Lust in die Knie, wo ich vor laut stöhnte.

Senta wurde bei meinem Anblick ganz unruhig. Sie legte mich sanft auf den Rücken und zog mir das Wunderwerk aus. Es war klatschnass. Als sie festgestellt hatte, dass es mir gut ging, zog sie rasch ihr schwarzes Ungetüm an und prophezeite mir den Höhepunkt des Tages. Ich grinste, denn sie sah in dem schwarzen Ding ganz schlimm aus – von sexy keine Spur.

»Dir wird das Lachen gleich vergehen«, sagte sie. »Innen habe ich einen irren, lebensechten Penis, der steckt bereits in meiner Möse.«

Zwischen ihren Schenkeln lugte ein sehr echt wirkender Schwanz hervor, der wohl an das schwarze Ungetüm mit rangenäht war. Wieder musste ich grinsen, denn das sah wirklich komisch aus.

»Das ist der Traum für alle lesbischen Frauen und für alle, die ab und zu mal von Männern die Nase voll haben und sich mit einer netten Freundin verlustieren wollen, ohne auf einen schönen Schwanz zu verzichten. Mit diesem Ding vögelst du dich nicht nur selbst, sondern du vögelst gleichzeitig auch deine Gespielin. Das kannst du ewig weitertreiben, denn diese beiden Schwänze bleiben für immer steif!«

Senta hatte das kaum ausgesprochen, da lag sie schon auf mir und drang mit ihrem »Wunderpenis« in mich ein. Sie vögelte wild in mir herum – es war eine große Lust! Ein Höhepunkt folgte dem anderen. Vor Geilheit biss ich in ihre prallen Möpse, und sie packte mich an meinen Pobacken und stieß immer fester zu.

Nach dem dritten oder vierten Orgasmus zog sie den Schwanz aus mir heraus, entledigte sich des Wunder-Höschens und sank mit dem Kopf zwischen meine Schenkel. Sie wühlte mit ihrer Zunge in mir herum, sodass ich vor Lust zitterte und noch einen Höhepunkt aus mir herausschrie. Dann fiel ich kraftlos auf die Seite und schlief ein. Ich träumte von riesigen Schwänzen, von dicken Muschis und von prallen Frauenärschen.

***

Als ich nach Stunden die Augen öffnete, lag Senta neben mir und schlief noch fest. Kaum war sie wach, probierten wir eine andere Variante aus. Sie gab mir wieder ein heißes Höschen, diesmal mit einem Schwanz, der die mittlere Größe besaß. Ich zog es an und der Kunstpenis, der sich wirklich ganz echt anfühlte, füllte meine gesamte Muschi aus.

»Leg dich hin«, befahl Senta, während sie sich auch so ein Fickhöschen anzog. Sie legte sich auf mich, streichelte meine Möpse und küsste mich innig. Dann bewegte sie sich langsam auf mir. Ich kam schnell in Fahrt, packte mit beiden Händen ihren süßen, strammen Arsch und presste sie an mich. Wir bewegten uns schneller und schneller, unsere Mösen wurden immer feuchter und nach kurzer Zeit gab es einen Doppelknall, einen Orgasmus wie aus dem Bilderbuch.

»Wozu brauchen wir jetzt noch Männer«, tönte es aus mir.

»Versündige dich nicht«, meinte Senta. »Bei aller Liebe zu den Fickhöschen. Aber nichts geht über einen saftigen Männerschwanz. Und wenn sich da nicht bald etwas tut, hole ich mir einen von der Straße und vögle so lange auf ihm herum, bis ich platze.«

***

Inzwischen war es später Nachmittag. Senta packte ihre Dessous ein, verabschiedete sich und fuhr nach Hause.

Kaum saß ich an meinem Schreibtisch, kam Nadja in mein Zimmer.

»Komm«, sagte ich, »setz dich zu mir. Ich möchte gerade die Einladungsliste für die Dessous-Party zusammenstellen.«

»Erst muss ich dir noch etwas erzählen«, flüsterte Nadja. »Mir ist etwas Schlimmes passiert.« Dabei bekam sie einen roten Kopf.

»Erzähl es mir. Ich bin sehr gespannt.«

»Also gut. Gestern fand ich in einer Zeitschrift einen Prospekt von einem Sex-Artikel-Katalog. Zwischen dem ganzen Schweinkram entdeckte ich etwas, das mich angemacht hat. Davon hatte ich einfach noch nie gehört. Da gab es Kugeln, die man sich in seine Muschi stecken konnte.«

Ich grinste.

Doch Nadja ließ sich nicht beirren. »Die erzeugen dann Lust beim Gehen oder so. Ich stellte mir vor, dass das wirklich sein könnte. Etwas aus dem Katalog zu bestellen, war mir zu unsicher, denn wenn das Päckchen hier im Haus in falsche Hände käme, wäre das schrecklich für mich. Und in einen Sexshop zu gehen, war mir peinlich. Was also sollte ich tun? Ich bin in ein Kaufhaus in die Sportabteilung gegangen, habe mir Tischtennisbälle gekauft. Bei dem Gedanken, die in meine Muschi zu stecken, bin ich ganz wild geworden und wurde ganz feucht zwischen den Beinen. In meiner sexuellen Not ging ich im Kaufhaus auf die Toilette, zog meinen Slip aus und steckte zwei dieser Tischtennisbälle in meine Muschi. Sie flutschten wie geschmiert, denn da drinnen war alles klatschnass. Dann zog ich meinen Slip wieder an und marschierte los. Irgendwie war das komisch. Nicht unangenehm, aber von Lustgefühlen keine Spur, von einem Orgasmus ganz zu schweigen. Jetzt kommt mein Problem: Ich kriege die Dinger nicht mehr raus! Meine Muschi ist schon furztrocken vom vielen Herumstochern und fängt an wehzutun. Immer, wenn ich einen Ball fast draußen habe, flutscht er zurück. Ich werde verrückt! Ich kann doch nicht den Rest meines Lebens mit den Dingern in der Möse herumlaufen. Ich dachte schon daran, zu einem Frauenarzt zu gehen, aber da würde ich mich zu Tode schämen.«

Ich konnte meinen Lachkrampf nicht unterdrücken. Es platzte aus mir heraus, und während ich lachte, versuchte ich mich für mein Lachen zu entschuldigen. Schließlich schaffte ich es und kicherte noch: »Oh, was machst du bloß für Sachen. So etwas gibt es doch nicht! Natürlich bleiben die drin, die wirst du nie wieder los. Aber keine Angst, es ist doch angenehm, Tag und Nacht Bewegung in der Pflaume zu haben. Was willst du mehr?«

Nadja wurde blass, Tränen standen in ihren Augen.

Sofort nahm ich sie in die Arme, küsste sie auf den Mund und führte sie zur Couch.

»Ich rede Unsinn«, beruhigte ich sie. »Nun leg dich erst mal hin und hab keine Angst. Das haben wir gleich.«

Zuerst zog ich ihr den Rock und den Slip aus, dann streichelte ich ihre Muschi und gab ihr ein kleines Küsschen darauf.

»So geht das aber nicht, du bist ja strohtrocken da unten. Jetzt machen wir aus deiner Muschi erst mal eine Feuchtoase und dann holen wir die Dinger raus.«

Ich massierte ganz zärtlich ihre Schenkel, kraulte die Schamhaare, küsste ihren Bauch, wobei ich ihren Kitzler berührte und ihn streichelte, bis er steif wurde. Ich fuhr mit dem Mittelfinger in ihre Muschi, die langsam feucht wurde. Meine Zunge liebkoste dann ihre Scheide und ich drang so weit in sie ein, wie meine Zunge reichte. Nach wenigen Minuten hatte sie einen Höhepunkt. Ihre Muschi war jetzt wirklich eine Feuchtoase, meine aber auch. Ich war scharf und stand auch kurz vor einem Orgasmus.

»Mach weiter«, bettelte Nadja, »du treibst mich in den Wahnsinn.«

Ich züngelte weiter. Nadja umschlang meinen Kopf und ließ mich nicht aus ihrer Muschi heraus. Kurz darauf kam sie noch einmal. Danach lächelte sie glücklich.

»Nun entspann dich, mach die Beine breit und denk an etwas Schönes«, schlug ich ihr vor.

»Gibt es denn etwas noch Schöneres, als das, was du eben mit mir gemacht hast?«

Ich machte kurzen Prozess und ging mit Zeige- und Mittelfinger in ihre Möse und flupp, flupp ... waren beide Quälgeister aus ihr heraus. In Nadjas Augen standen wieder ein paar Tränen, diesmal vor Erleichterung.

»So etwas kommt nie wieder in meine Muschi«, schwor sie sich lächelnd. »Nie wieder!«

19. Anna: PartyVorbereitungen

Meine Erregung war abgeklungen. So konnten wir endlich an die Erstellung der Partyliste gehen, doch zuvor gab es noch ein leckeres Abendessen. Danach öffnete ich erst eine gute Flasche Wein und dann setzten uns an die Liste.

»Mehr als zwölf Personen sollten es nicht sein, hat Senta gesagt«, fing ich an zu erzählen. »Senta wird wohl zwei Models mitbringen, die das Ganze, vor allem die Abend-Dessous-Runde etwas auflockern sollen. Wahrscheinlich werden nicht alle Gäste vom Nachmittag auch abends mit dabei sein. Nach meiner Überlegung passen aber alle Gäste des Nachmittags auch für den Abend, wo es ja vermutlich erst richtig zur Sache geht. Alle sind offen und locker, nicht prüde, und vögeln für ihr Leben gern. Wer dann doch Skrupel hat, kann ja immer noch gehen.«

Ich machte eine Pause und nahm mir einen Stift, um meine Gäste aufzulisten.

»Beginnen wir mit Susan, der Pastorin, die ist scharf wie ein Rasiermesser, bisexuell bis in die Zehenspitzen – die kommt bestimmt.

Dann Margarita, die aus Jamaika stammt. Das ist die bronzefarbene Freundin von Susan. Sie ist geil, gut gebaut und steht auf Frauen und Männer, laut Susan.

Als nächstes werde ich Jane einladen, eine Freundin von mir, die ich erst vor kurzem nach langer Zeit des Nichtsehens wiedergetroffen habe. Sie ist frisch geschieden und verrückt nach Männern.

Dann Li, meine chinesische Masseurin, die mich nach jeder Massage von oben bis unten mit Händen und Mund fertigmacht, sodass ich kaum mehr nach Hause finde.

Außerdem Larissa, meine Friseurin, der ich immer zwischen ihren geilen Schenkeln herumfummele, wenn sie meine Haare schneidet und föhnt.

Natürlich Senta Brown, die Veranstalterin der Party, drall, heißblütig, vernascht alles, egal ob Mann oder Frau, eben alles, was ihr zwischen die knackigen Schenkel kommt.

Und nicht zu vergessen: Ellen, meine heiße Nachbarin vom Landhaus. Ihr Mann ist Kapitän auf einem unserer Schiffe und fast nie zu Hause. Ellen vögelt alles, was ihr vor die Möse kommt.

Dann gibt es da noch Pamela, eine der schärfsten Frauen, die ich kenne. Sie ist die Chefin von meinem Stammlokal am See.

Wen haben wir noch? Ach ja, Pat, meine Fitness Trainerin. Sie vögelt wie eine Weltmeisterin, sieht das anscheinend wie Leistungssport. Auf den Männern vögelt sie so erbarmungslos herum, bis diese um Gnade winseln.

Dann du – bestimmt eine Zierde des Abends, frisch aus dem sexuellen Dornröschenschlaf erweckt.

Und ich. Ich werde den Abend genießen, werde mich austoben bis zum Gehtnichtmehr.

Nun zu den Männern für die abendliche Party:

Da haben wir Burt, den Chauffeur mit dem strammen Riemen. Der wird sich vorkommen wie im Schlaraffenland, und ich wette, der wühlt in fast allen Mösen des Abends herum.

Und Dave, der Gärtner, der mit seinem langen dünnen Schwanz inzwischen die Arschfickerei mit Frauen entdeckt hat. Bin gespannt, wie der sich zeigt.

Schließlich, und damit bin ich schon bei vierzehn Leuten, haben wir da noch Randy, einer der Schnellficker von Pamela. Sie erzählte, dass er sie eines Nachts zwölf Mal zum Höhepunkt gebracht hätte. Und als sie nicht mehr konnte, hatte er ihr sein Riesending so tief in den Hals geschoben, dass sie beinahe daran erstickt wäre. Er ist ein ganz perverser Dauerficker, der vor nichts zurückschreckt. Ich glaube, Pamela ist ihm fast hörig, sie himmelt ihn an!«

»Da sind doch einige Leute zusammengekommen«, sagte Nadja und blickte gedankenverloren über die Liste.

Ich nickte. »Stimmt. Wenn ich mir diese Aufstellung so ansehe, wird mir ganz schwummerig. So ein riesiger Auftrieb von heißen Vögeljulen und Sexprotzen ist fast unheimlich, das müsste man eigentlich filmen. Ich glaube, das gibt eine Super-Sex-Party, die alles übertrifft, was wir bisher erlebt haben. Ich bin schon jetzt ganz heiß!«

Nadja hob meinen Rock hoch. »Du hast von vorhin noch etwas gut bei mir«, raunte sie.

Meine überfeuchte Muschi strahlte ihr entgegen. Nadja wühlte sich sofort mit Mund und Nase in mich hinein und besorgte es mir, sodass ich mich im siebten Himmel wähnte.

»Komm, schlaf bei mir«, flüsterte ich in ihr süßes Ohr.

Wir zogen uns aus und legten uns in mein Bett, wo wir eng umschlungen einschliefen.

***

Am nächsten Morgen zeigte ich ihr die heißen Fickhöschen von Senta. Sie probierte sofort eins aus, war aber nicht ihr Ding.

»Steck mir lieber deine Finger unten rein«, sagte Nadja. »Die leben und kitzeln mich überall da, wo es gut tut.«

So landeten wir wieder im Bett, besorgten es uns gegenseitig und hatten viel Spaß bis zum Frühstück.

Nach dem Frühstück musste Nadja zur University. Sie wollte sich dort schon einmal umsehen.

Ich nahm inzwischen meine Liste und telefonierte sie ab. Was ich nicht erwartet hatte, traf ein: Alle sagten zu! Und alle waren hell begeistert.

Pamela konnte es überhaupt nicht erwarten.

»Hast du Zeit?«, fragte sie. »Ich würde dich gleich einmal besuchen kommen und bringe einen strammen Hengst mit. Den habe ich gestern aufgerissen. Noch liegt er in meinem Bett und schläft. Er ist Pilot und hat bis übermorgen Zeit, dann fliegt er nach Europa. Der hat Dinger im Bett drauf, da kommen dir Freudentränen. In einer Stunde bin ich da, mach dich auf etwas gefasst.«

Es kam ein Bild von Mann, durchtrainiert und braungebrannt. Ein Mannsbild mit einem bildschönen Ding, das er mir gleich zwischen meine Brüste schob. Kurz bevor es ihm kam, wechselte er eine Etage tiefer und spritze alles über meinen Bauch. Schnell drehte er mich um, nahm mich von hinten mit ganz kurzen Stößen. Eine Weile ließ sein Gerät in meiner Möse ruhen, zog es dann ganz langsam aus mir heraus, um es im nächsten Moment tief wieder reinzustoßen. Dann rammelte er schnell wie ein richtiger Rammler. Mir kam es wie ein Sturzbach. Er zog sein Ding wieder heraus, schnappte sich Pamela und verwöhnte sie auf gleiche Weise.

Ich war so in Fahrt, dass ich mich selbst befriedigte. Kaum war ich damit fertig, vergrub sich Pamela, die jetzt vor mir kniete, in mir. Der Pilot steckte sein Glanzstück von hinten in Pamela hinein. Sie jauchzte vor Lust.

Das ging so bis zum Mittag. Schließlich duschten wir gemeinsam und fuhren dann zu Pamelas Restaurant zum Essen.

Als Dessert gab es einen schon wieder steifen Pilotenschwanz in verschiedenen Stellungen und Variationen. Völlig entkräftet fuhr ich am Spätnachmittag mit einem Taxi nach Hause.

Der Pilot war Spitze. Schade, dass er zu unserer Party nicht kommen würde, denn er musste wieder weiterfliegen. Er hätte wunderbar zu uns gepasst. Aber irgendwann würde er wiederkommen und dann ... Mit dem hatte ich bestimmt nicht das letzte Mal gevögelt, das stand für mich bombenfest!

Das Telefon klingelte.

Susan war dran und sagte: »Ich muss dich noch über Margarita aufklären. Danach solltest du erst entscheiden, ob ich sie mitbringen soll.«

»Wieso, ist etwas nicht in Ordnung mit ihr?«

»Doch, schon, sie ist sogar etwas ganz Besonderes, nur ... sie ist ein Sexmonster! Einen Meter neunzig groß, gebärfreudiges Becken, hat Titten wie ein Fußball – stramm und fest mit riesigen steifen Brustwarzen drauf – einen hübschen Arsch, so schön geformt und so groß und fest, wie du es bestimmt noch nicht gesehen hast. Ihre Beine sind stämmig, aber wohlgeformt und beim Anblick ihrer Oberschenkel und ihrer Möse wird dir schwindlig. Wenn sie in Fahrt kommt, macht sie alles nieder, was ihr über den Weg läuft. Sie ist unersättlich, kann es stundenlang mit Frau oder Mann oder beiden zusammen treiben. Wenn Margarita über deine Party herfällt, sind alle geliefert. Sie wird sie fix und fertig machen. Soll ich Margarita wirklich mitbringen?«

»Natürlich bringst du sie mit!«, schrie ich ins Telefon. »Bei deiner Schilderung ist meine Muschi fast übergelaufen. Warte mal einen Augenblick, ich muss sie eben trockenreiben.«

Ich zog meinen feuchten Slip aus, rieb meine Möse mit einem Badetuch trocken, dann nahm ich den Hörer wieder auf.

»Erzähl mehr«, bat ich. »Wie hast du sie kennengelernt?«

20. Susan: OrgelSpiel

Vor sechs Wochen tauchte Margarita an einem Nachmittag in Susans Kirche auf. Der neue Organist, jung und hübsch, gerade von der Musikschule gekommen, übte auf der Orgel. Am kommenden Sonntag sollte er das erste Mal beim Gottesdienst zeigen, was er konnte.

Susan hatte alte Blumen entsorgt und wollte gerade gehen, da kam sie herein. Groß, mächtig, schön, sexy!

»Können Sie mir sagen, wo ich den Pastor finde?«, fragte sie.

»Hier gibt es keinen Pastor. Nur eine Pastorin, und die bin ich!«

Die bronzefarbene Haut Dame überzog eine leichte Röte. »Bitte entschuldigen Sie.«

»Das macht doch nichts. Das konnten Sie ja nicht wissen. Aber bitte, was kann ich für Sie tun?«

Wir setzten uns in die letzte Reihe und lauschten der leisen Orgelmusik.

»Wo haben Sie den Organisten her? Der spielt ja erstklassig«, lobte die sexy Dame.

»Ja, stimmt. Gerade erst ist John, so heißt er, von der Musikschule gekommen. Voraussichtlich wird das hier seine erste Anstellung. Haben Sie etwas mit Kirchenmusik zu tun?«

»Ja, ich bin Gospelsängerin und leite einen Laienchor. Unsere Kirche, in der wir singen, ist durch einen Großbrand für lange Zeit nicht begehbar, und nun sitzen wir buchstäblich auf der Straße und suchen eine neue Heimat.«

»Und da haben Sie an meine schöne Kirche gedacht?«, fragte Susan.

»Genau«, war die schlichte Antwort.

»Kommen Sie mit in die Sakristei. Dort können wir besser darüber sprechen«, erwiderte Susan.

Etwa zwei Stunden tauschten die beiden Frauen sämtliche Einzelheiten aus, dann waren sie sich einig. Schon in der nächsten Woche sollte die erste Probe stattfinden. Susan rief ihren jungen Organisten herein und stellte die beiden gegenseitig vor. John war Feuer und Flamme. Gleich am nächsten Vormittag sollte sie ihm Noten bringen und ihn auf seine neue Aufgabe vorbereiten.

Gegen zehn Uhr kam Margarita angeschwebt, eine riesige Tasche voller Noten, ihre dunkelrote Robe über dem Arm. Ein gewaltiger Augenblick! John hielt die Luft an. Was er wohl dachte?

Zusammen gingen die drei zur Orgel, wo John einige Notenblätter auflegte und vom Blatt spielte. Zuerst summte Margarita leise mit, doch als John sich eingespielt hatte und eine Melodie durchspielte, sang sie mit voluminöser Stimme die Partitur. Diese Stimme war gewaltig. Ein Schauer lief Susan über den Rücken. Die Akustik war himmlisch – Susan kamen fast Tränen.

Einige Passanten von der Straße betraten die Kirche. Andächtig hörten sie sich den Gesang an, konnten es wohl kaum glauben, so eine Stimme zu hören. Nur mit Widerwillen trennte sich Susan von den beiden. Sie hatte noch einen Friseur-Termin.

***

Als Susan nach knapp zwei Stunden zurückkam, traf sie fast der Schlag! John saß zusammengesunken und splitternackt auf Susans Ruhesessel, alle viere von sich gestreckt. Auf seiner Stirn lag ein feuchtes Tuch. Davor kniete Margarita, ebenfalls ohne etwas an. Ihr mächtiger, bronzefarbener Arsch, herrlich und unübersehbar, glänzte mir fröhlich entgegen. Sie streichelte John ganz sachte, wollte ihm ihre dicke Brust zum Nuckeln geben. John sah aus, als ob er vor kurzer Zeit im Koma gelegen hätte. An ihrem schönen Busen hatte er jedenfalls kein Interesse. Susan fragte besorgt, ob sie einen Arzt rufen sollte, was beide verneinten.

Susan zitierte Margarita in ihr Haus. In Windeseile zog sie sich an und folgte Susan.

Margarita grinste und sagte: »Orgel spielen kann er ja wirklich gut, aber Orgeln weniger … Ich wollte ihm nur eine Freude bereiten, und es gefiel ihm auch gut, aber bereits nach dem vierten Orgasmus, wo ich gerade erst richtig in Fahrt kam, fiel er fast in Ohnmacht, konnte überhaupt nicht mehr. Sein Schwänzchen verkroch sich nach innen und es war kaum noch etwas zu sehen. Ich habe ihm sofort einen kalten Umschlag gemacht, ihn getröstet und gestreichelt. Außerdem habe ich ihm meine Brust gegeben, wie einem Baby, aber die wollte er nicht. Dann kamen Sie.« Margarita seufzte. »Jetzt müssen Sie entscheiden, wie es weitergehen soll. Entweder, Sie werfen mich raus und ich muss weiter nach einer neuen Heimat für mich und meinen Gospelchor suchen oder Sie verzeihen mir. Es tut mir wirklich leid mit dem Kleinen. Aber wenn es mich überkommt, verliere ich die Beherrschung, dann geht mein Temperament und meine Lust mit mir durch.«

Bei diesen letzten Worten war sie schon mit ihren schönen Händen unter Susans Rock geglitten, hatte ihr den Slip ausgezogen und fingerte in ihrer Muschi herum.

Susan war auf der Stelle hochgetourt. Sie zog an Margaritas großen Slip, der so stramm und fest saß, dass sie ihn keinen Zentimeter bewegen konnte. Margarita war behilflich, zog sich selber blitzschnell aus, dann Susan und fiel über sie her. Susan glaubte, fünf Hände und mehrere Zungen zu spüren. In wenigen Sekunden zauberte Margarita einen gigantischen Höhepunkt aus Susan heraus. Diese brüllte wie eine Tigerin.

Dann setzte sie sich auf Margaritas Titten und streichelte mit einer ihrer harten Brustwarzen ihren Kitzler. Schon kam der nächste Orgasmus.

Margarita zog Susans Kopf zwischen ihre mächtigen Schenkel und brachte auch Margarita zu einem Höhepunkt. Anschließend legten sich beide Bauch an Bauch, steckten sich gegenseitig die Hände in ihre Mösen und juckelten einen Orgasmus nach dem anderen hervor. Das ging etwa eine Stunde.

Dann duschten beide gemeinsam und schworen sich ewige Freundschaft.

Margarita hatte Hunger und Susan auch. So schlug Susan eine Menge Eier in eine Pfanne, fügte reichlich Schinken hinzu, schnitt einige Scheiben Weizenbrot ab und beide verschlangen heißhungrig die schnelle Mahlzeit. Zum Nachtisch gab es eine weiße und eine bronzefarbene Möse. Die Frauen lagen auf dem Teppich in der 69er-Stellung, was beiden sehr gut tat.

Auf einmal ging die Tür auf. John stand staunend im Türrahmen, und ehe er flüchten konnte, hatte sich Margarita das Bürschchen geschnappt und ihn flachgelegt. Sie steckte ihm einen Finger von hinten hinein, nahm sein niedliches Schwänzchen zwischen ihre geilen Lippen und siehe da, aus dem kleinen Penis wurde ein ansehnlicher Lümmel. John war wieder auferstanden.

Die Rollen wurden verteilt. Margarita fing vorsichtig an, ihn zu reiten und Susan kniete sich über sein hübsches Gesicht, befahl ihm, die Zunge herauszustrecken und ließ ihn nach Kräften in ihrer Möse herumlecken.

»Mal sehen, wie lange er das diesmal durchhält«, flüsterte Margarita.

Immerhin schaffte er es zwei Mal, die Muschis zum Überlaufen zu bringen.

»Du bist ein guter Junge«, sagte Margarita, während sie seinen Schwanz ableckte und versuchte, ihn wieder steif zu bekommen. Leider ohne Erfolg.

Die Frauen steckten ihn in die Badewanne, gingen zusammen duschen und wuschen sich gegenseitig ihre saftigen Mösen. Dabei kam noch ein kleiner Orgasmus heraus.

Anschließend bekam ihr Junge sechs Spiegeleier mit Schinken, dann gingen alle zurück in die Kirche. John sollte ihnen noch ein paar von den Gospels vorspielen, doch er schlief dabei ein.

21. Anna: Der HeilPraktiker

»So, liebe Anna, meinst du immer noch, ich sollte Margarita mitbringen?«

»Auf jeden Fall!«, sagte ich. »Ich kann es kaum erwarten. Meine Muschi ist heiß, als ob sie Fieber hätte. Wenn du willst, kannst du auch deinen kleinen Organisten mitbringen.«

»Auf keinen Fall!«, rief Susan. »Den muss ich jetzt erst einmal wieder aufbauen und versuchen, ihm den Glauben an die Menschheit zurückzugeben. Stell dir bitte Folgendes vor: Ein junger Organist – gerade von der Schule – wird von seiner Chefin, der Pastorin, und der Chefin des Gospelchors – beide für ihn wie eine Art Heilige – gnadenlos verführt. Für ihn muss doch eine Welt zusammenbrechen.«

»Ich verstehe deine Sorge«, gestand ich. »Aber fragen kannst du ihn ja trotzdem.«

Wir lachten beide, dann verabschiedeten wir uns und legten auf. Diese Geschichte hatte mich schon wieder so erregt, dass ich außer mir war. Kurz entschlossen zog ich mein Fickhöschen an. Der Kunstpenis in meiner Muschi bewegte sich in ihr, als ich die Treppe hinunterging. Ich machte noch einen Spaziergang um die Häuser und stöckelte durch die Gegend wie der Storch im Salat. Nach drei Höhepunkten kehrte ich um, ging ohne Abendessen ins Bett und schlief sofort ein. Ich träumte von dem Piloten und von der riesigen Gospelsängerin. Was ich da für Sauereien träumte, wusste ich am nächsten Morgen nicht mehr. Aber ich konnte es daran erkennen, dass ich klatschnass zwischen meinen Schenkeln war, sobald ich erwachte.

Genüsslich versank ich in der Badewanne, wo ich über mich nachdachte. Was bin ich doch für ein verdorbenes Luder! Man sollte mich in einen Puff zwangseinweisen. Bei dem Gedanken fing mein heißer Po wieder wie von selbst an, sich im Kreis zu bewegen.

***

Nach dem Frühstück machte ich einen längeren Spaziergang. Es war ziemlich stürmisch, vielleicht fegte der Sturm ja meine vervögelten Gedanken aus meinem Gehirn …

Wie soll das nur mit mir enden?! Ob es für meine Sexprobleme auch Entziehungskuren gibt? Sind es denn wirklich Probleme? Fühle ich mich nicht pudelwohl dabei? Ist Vögeln und das ganze Drumherum nicht das Schönste auf der Welt? Gibt es etwas Schöneres, als einen strammen Schwanz in der Möse zu haben? Gibt es etwas Schöneres, als eine kräftige Zunge, egal ob von Mann oder Frau am Kitzler? Und gibt es etwas Geileres, als eine 69er-Stellung und einen flotten Dreier oder auch mehr?

Ich meine: NEIN! Es gibt nichts Schöneres! Und wenn es auch noch so ausgeprägt ist, wie bei mir, um so besser.

Also: zum Teufel mit einer Entziehungskur, zum Teufel mit falscher Moral! Hoch lebe der Sex in allen Varianten!

***

Das Telefon klingelte.

Senta Brown rief an. »Hallo Anna, ich habe alle Dessous für deine Party zusammenstellen lassen. Was hältst du davon, wenn ich sie nächsten Donnerstag im Landhaus am See anliefere?! Dort können wir dann die letzten Vorbereitungen treffen, damit am Freitag nichts schiefgeht. Wenn du kannst, bring deinen strammen Chauffeur mit und vielleicht auch den Gärtner zum Warmlaufen.«

»Den Gärtner kann ich bestimmt mitbringen«, erwiderte ich in Vorfreude. »Ob Burt allerdings frei ist, muss ich erst noch erfragen. Letztendlich ist er der Chauffeur meines Mannes. Sollte mein Mann ihn brauchen, so geht es aber auch ohne ihn, oder?«

»Klar. Dann bis nächsten Donnerstag. Gegen zwölf Uhr bin ich bei dir.«

»Abgemacht.«

***

Burt war, wie erwartet, mit meinem Mann unterwegs.

Dafür kam Dave unvorbereitet mit, denn ich hatte ihm lediglich gesagt, dass er sich einmal im Garten des Landhauses umsehen müsste, weil ich fand, dass es noch an Pflanzen und Sträuchern fehlte.

Als ich ihm während der Fahrt die Hose aufknöpfte und seinen schlanken Pimmel streichelte, ahnte er wohl, dass es da noch mehr zu erledigen gab.

»Bitte halten Sie an oder nehmen Sie die Hand aus meiner Hose. Ich möchte nicht im Gegenverkehr mit Ihnen landen – lieber beim Geschlechtsverkehr, und der ist so zu gefährlich.«

Na, warte, dachte ich, dir würde ich deine Vernunft schon noch austreiben.

Ich fuhr mitten im Stadtverkehr an die Bordsteinkante, nahm sein Ding in die Hand und holte ihm einen runter.

»Sie parken im Halteverbot«, brach es halb stotternd, halb stöhnend aus ihm heraus. Als es ihm kam, klopfte es an die Seitenscheibe. Eine grinsende Polizistin sagte: »So etwas macht man doch nicht im Halteverbot! War es denn wirklich so eilig?«

»Ja«, sagte ich, »es war ein Notfall!«

»Dann lass mal zwanzig Dollar rüberwachsen, und dann haut ab. Nach einer halben Stunde Fahrt seid ihr mitten im Wald, da stört euch kein Mensch.«

»Haben Sie nicht Lust mitzukommen?«, fragte ich anzüglich lächelnd.

»Noch so ein Angebot und es werden fünfzig Dollar fällig«, erwiderte sie tapfer lächelnd. »Haut endlich ab!«

Ich war mir sicher, dass die stramme Politesse bestimmt feucht zwischen ihren knackigen Schenkeln war.

Als wir beim Landhaus ankamen, war es schon nach zwölf. Senta lag bereits im Garten. Sie hatte sich einen flotten Bikini angezogen und ließ sich von der Sonne bescheinen. Als Dave das Prachtweib sah, bekam seine Hose eine ziemliche Beule.

»Nicht so stürmisch, junger Mann, jetzt gibt es erst einmal was Ordentliches zu essen.«

Ich ging ins Haus, um das Essen zu holen, und als ich zurückkam, hatte Senta eine Decke auf dem Rasen ausgebreitet. Ich fügte das Essen und ein paar Flaschen Mineralwasser, samt Gläsern hinzu. Schon nach kurzer Zeit waren wir alle satt.

»Ein kleines Nickerchen könnte jetzt nicht schaden«, seufzte Senta.

»Du meinst wohl ein kleines Fickerchen«, verbesserte ich. »Kommt, lasst uns hineingehen, da ist es sicher nicht so heiß.«

Daves Hose beulte sich sichtlich.

»Das kann man ja kaum mit ansehen«, sagte Senta. »Los, Dave, zieh mich aus und vernasch mich.«

»Und was wird aus mir?«, fragte ich.

»Im Kofferraum sind jede Menge Fickhöschen in allen Penisgrößen. Such dir den Größten aus und jogge ein paar Mal ums Haus, danach brauchst du deinen Gärtner nicht mehr. Dann kann ich ihn einmal ganz allein ausprobieren. Es ist ja nicht meine Schuld, dass du nur einen Kerl mitgebracht hast.«

Leich schmollend zog ich mich zurück, lief zu Sentas Wagen und wühlte in ihren Taschen herum. Ich fand ein knallgelbes Höschen mit einem ziemlich großen Schwanz darin. Sogleich zog ich meinen Rock und meinen Slip aus, und das gelbe Sexgerät an. Wow, was für ein Lümmel!, dachte ich. Eigentlich war er mir ein bisschen zu groß.

Nach wenigen Schritten pulsierte meine Muschi, wurde schön feucht und der Penis fing an zu kitzeln und zu reiben – ein Wunderding!

»Oh, wie schön«, summte ich vor mich hin und lief immer schneller. Es war sehr heiß, deswegen lenkte ich meine Schritte in den Wald hinein. Dort schrie ich meinen Orgasmus aus mir heraus, legte mich auf den Bauch und juckelte auf dem weichen Moos herum. Meine Möse kochte vor Lust.

Da kam ein erschrockener Spaziergänger vorbei.

»Ist was passiert?«, fragte er. »Kann ich helfen?«

»Nein danke, es ist nichts.«

»Das glaube ich Ihnen nicht«, bemerkte er. «Darf ich einmal ihren Puls fühlen? Ich bin Heilpraktiker.«

»Sie dürfen«, sagte ich. »Es ist aber wirklich nichts.«

»Puls über einhundert! Das ist ziemlich hoch. Legen Sie sich flach auf den Rücken und atmen sie langsam durch. Ich habe kalten Tee in meiner Thermosflasche, den gebe ich Ihnen.«

Der Tee, den er mir reiche, war köstlich. Ich trank ihm fast die ganze Thermosflasche leer. Der riesige Penis in meiner feuchten Muschi wurde mir lästig, ich hatte aber keine andere Hose dabei – wie unangenehm. Ich rutschte mit meinem Po hin und her. Alles war feucht und wurde jetzt kühl.

»Was ist mit Ihnen?«, fragte er.

»Ich habe vorhin so geschwitzt, und jetzt sind meine Hose und mein BH ganz nass und ich fange an zu frieren.«

»Dann ziehen Sie doch die Sachen aus und legen Sie sie in die Sonne zum Trocknen, und sich dazu. Ich bin Heilpraktiker, ich werde beim Anblick einer nackten Frau bestimmt nicht blind, vor allem nicht, wenn sie eine so hübsche Figur hat wie Sie.«

»Dann bin ich ja beruhigt. Ich werde mich dort hinten ins Gras legen. Wenn Sie wollen, können Sie nachkommen. Dann können wir uns noch ein bisschen unterhalten.«

Dass in meiner Hose ein künstlicher Penis stand, war mir nun wirklich peinlich. Ich legte das Fickhöschen so hin, dass man den Gummipenis nicht sehen konnte. Dann legte ich mich auf den Bauch. Mal sehen, was der nette Kerl machte, wenn er den schönsten Arsch der Welt sehen würde.

»Sie können kommen«, rief ich.

Ich hörte seine Schritte, und auch, als er wie angewurzelt stehenblieb. Anscheinend betrachtete er mich. Minutenlang sprach er kein Wort.

»Hat Ihnen irgendetwas die Sprache verschlagen?«, fragte ich.

»Ja, Ihr Anblick. Ihre herrliche Figur. Sie sind wie eine griechische Göttin gebaut. Einen so wunderbar geformten Po habe ich noch nie gesehen! Ich bin Mediziner und habe schon Tausende von Frauen unbekleidet gesehen. Aber Sie sind der Höhepunkt. Sie sind ein Kunstwerk – unantastbar.«

»Unantastbar würde ich nicht gerade sagen. Sie dürfen es ruhig einmal ertasten, aber sehr, sehr vorsichtig bitte.«

Er kniete sich neben mich und strich mir mit zittriger Hand ganz vorsichtig über meinen Po.

»Etwas fester dürfen Sie schon«, flüsterte ich.

»Darf ich wirklich?«, fragte er.

»Aber ja, machen Sie, was Sie für richtig halten und was Ihnen die meiste Freude bereitet.«

Er beugte sich über meinen Nacken, küsste mich dort ganz zärtlich und strich ebenso über meinen Po. Er küsste langsam meinen Rücken entlang, fuhr mit seiner Zunge leicht zwischen meine Pobacken, die sich wie von selbst leicht öffneten. Ein erster Schauer lief über meinen Rücken – weitere folgten. Nachdem sich meine Schenkel ein Stückchen geöffnet hatten, küsste er auch ihre Innenseite. Meine Muschi schäumte vor Lust. Ich wusste nicht, ob es schon Höhepunkte waren oder ob ich erst auf dem Wege zu einem Orgasmus war. Es schien wie eine Art unendlicher Orgasmus. Ich stöhnte ganz leise. So zärtlich und liebevoll war ich noch nie von einem Mann verwöhnt worden. Er küsste meine Kniekehlen und meine Füße, bevor er mich ganz langsam auf den Rücken drehte. Jetzt knöpfte er seine Shorts auf. Ein schöner, nicht zu großer Penis kam zum Vorschein. Er beugte sich über mich, küsste mich wieder ganz zart auf den Mund, dann die Brustwarzen. Langsam drang er in mich ein, bewegte sich vorsichtig und ich verging bald vor Lust.

»Wunderbar«, flüstere ich ihm ins Ohr.

Er bewegte sich zärtlich und ganz langsam in mir. Ich glaubte, es dauerte eine Ewigkeit. So müsste es für immer bleiben, träumte ich. Jetzt kam auch er. Dann lächelte er mich an, küsste mich wieder innig und zog seinen Wunderstab aus mir heraus. Sinnlich streichelte er meine Muschi und strich über meinen Busen. Schließlich drehte er mich wieder um, küsste leidenschaftlich meinen Po, streichelte ihn noch kurz und stand auf. Er zog sich an, nahm mich noch einmal fest in seine Arme, gab mir einen letzten Kuss, dann verschwand er so schnell wie er gekommen war.

»Du bist eine wunderbare Frau«, hatte er zum Abschied geflüstert. Das klang noch in meinen Ohren nach.

Ich saß im Moos und weinte dicke Tränen, Tränen vor Glückseligkeit. So einen Mann müsste man für immer haben, ich glaube, dem könnte ich treu sein.

***

Irgendwann kam ich wieder zu mir und wollte meine Hose anziehen. Doch jetzt erschien mir der Gummi-Pimmel, der mir hässlich entgegenstarrte unmöglich. Den konnte ich nach diesem Hochgenuss mit dem Heilpraktiker nicht in meine traurige Muschi stecken. So lief ich nackt wie ich war ins Landhaus. Niemand begegnete mir auf dem kurzen Weg. Der Kofferraum von Sentas Wagen stand noch offen und ich sah meinen Slip und den Rock auf ihren Taschen liegen.

So zog ich mich an und ging ins Haus. Auf dem flauschigen Teppich saß Senta auf meinem Gärtner und ritt auf ihm wie eine feurige Hexe. Beide stöhnten und schnauften wild.

»Du kommst gerade zur rechten Zeit«, rief Senta. »Dein Gärtner macht langsam schlapp, er sagt, er könne nicht mehr. Dann komm du mal her, ich möchte mit dem sexy Höschen etwas ausprobieren, du weiß schon, welches ich meine.« Sie grinste.

»Mir ist jetzt nicht danach«, beschied ich ihr. »Ich möchte mich lieber eine Stunde hinlegen, dann sehen wir weiter. So ging ich ins Bad, ließ mir lauwarmes Wasser ein, legte mich in die Wanne und träumte von meinem neuen, aber schon verschwundenen Liebhaber.

22. Senta: AbWechslung

»Pass auf«, sagte Senta zu Dave und betrachtete sein schlaff hängendes Gerät, das lustlos zwischen seinen Beinen hing. »Da du nicht mehr kannst und fix und fertig bist, machen wir jetzt ein Experiment mit etwas ganz Besonderem. Mal sehen, ob man damit auch Schwule begeistern kann. Dazu musst du keinen Ständer haben. Du kniest dich einfach hin und streckst mir deinen bildschönen Arsch entgegen.« Sie zog sich ihr Fickhöschen an, steckte sich den Innenpenis in die Möse. Als nächstes schmierte sie Daves Buhloch mit Gleitcreme ein, dabei ging sie mit ihrem Mittelfinger ein Stückchen in ihn hinein. Als nächstes cremte sie ihren riesigen Außenpenis ebenfalls ganz dick mit Gleitgel ein, denn sie wollte Dave ja nicht den Darm einreißen und ihm wehtun. Ungeduldig steckte sie den Kunstschwanz in ihn hinein. Erst ein kleines Stück, den Rest dann mit einem Ruck. Dave schrie auf vor Schreck.

»Was soll das denn?«, brüllte er.

»Das ist ein ganz gewöhnlicher Arschfick, wie er unter Homos üblich ist und wir probieren jetzt aus, ob sich auf diese Weise Homos und Frauen zusammen verlustieren können.« Bei diesen Worten bewegte sie sich ganz langsam hin und her. Der Penis in ihrer Möse begann seine Wirkung und sie wurde wieder wild. Auch Dave bekam Gefühle.

»Na, wie ist das?«, fragte Senta.

»Ganz angenehm, mach mal weiter so, nicht schneller«, antwortete er. »Aber glaube ja nicht, dass du mich damit zu einem Homo machst.«

Sie vögelte langsam, aber kraftvoll mit ihrem Kunstschwanz in ihm herum und näherte sich einem ersten Höhepunkt. Als sie mit der einen Hand zwischen seinen Beinen fühlte, spürte sie, dass sein schmaler Pimmel wieder auferstanden war. Sie nahm ihn in die Hand und massierte ihn kräftig. Dave wurde munter, fing an, heiße Töne von sich zu geben. »Vögel mich schneller«, stöhnte er.

Senta legte einen Zahn zu, zwirbelte gleichzeitig seinen Penis zwischen ihren Händen und schon kam es beiden zur gleichen Zeit. Dann entzog er sich ihrem Gummischwanz und riss ihr die Hose herunter.

»Jetzt kniest du dich wieder hin«, verlangte er.

Sie tat es, und er fuhr mit seinem steifen Schwanz zwischen ihren strammen Arschbacken ein. Mit beiden Händen bearbeitete er ihre Möse, zog am Kitzler, wühlte mit mehreren Fingern in ihr herum. Sie schrie vor Lust. Er stieß kräftig und immer schneller zu, und da passierte es wieder: Ihr großer strammer Hintern erzitterte, und er ergoss sich in ihr.

Entkräftet legte er sich auf den Rücken. Sie legte sich auf seinen Bauch, nahm seinen halbsteifen Schwanz in den Mund und kaute und leckte darauf herum, bis er wieder steif war, was allerdings ziemlich lange dauerte. Als er wieder stand, unternahm sie einen letzten Ritt und quälte sich noch einen kleinen Orgasmus ab, bei dem ihm nichts mehr kam – sein Schwanz stand wohl nur noch vor Elend.

Sie wankte ins Bad. Er kam ihr hinterher und stellte sich unter die Dusche.

***

Nach etwa zwei Stunden Schlaf ging sie mit ihm in den Salon, trank Kaffee und fing an, die Party vorzubereiten.

»Also«, sagte Senta, »jetzt wollen wir mal beginnen, das Ganze dekorativ aufzubauen. Dave, im Wagen liegen jede Menge Stangen. Könntest du sie bitte zu Kleiderständern zusammenstecken?!«

Sofort begann er damit. Nach kurzer Zeit hatten sie fünf Ständer fertig. Fachgerecht bestückte Senta diese mit den nummerierten Dessous – eins schöner und reizvoller als das andere. Auf einen Tisch, der dazwischenstand, legte sie Strapse, schön gemusterte Nylons und Strumpfhosen. Alles superschöne, superscharfe Sachen. Die ganz scharfen Sachen blieben in dem riesigen Koffer, die sollten erst am Abend ausgepackt werden.

Gegen acht Uhr abends war alles fertig.

Senta versuchte, den Gärtner noch einmal auf Touren zu bringen, aber vergeblich … Weder mit Streicheln, noch mit ihrer Zunge bekam sie ihn hoch. Sie war schon wieder scharf, deswegen zwang sie ihn einfach auf die Knie, packte seinen Kopf, drückte ihn zwischen ihre Beine und bewegte ihn schnell hin und her. Er sollte seine Zunge herausstrecken, tat er aber nicht. Deswegen wischte sie mit seinem Gesicht so lange in ihrer Möse herum, rieb mit seiner Nasenspitze ihren Kitzler, bis es ihr kam. Sie grunzte zufrieden und sagte: »Hoffentlich bist du morgen besser drauf, du kleiner Schlappschwanz.«

Dave war wütend und würdigte sie keines Blickes.

23. Anna: Die Party beginnt!

Wir fuhren nach Hause und verabredeten uns für den nächsten Tag gegen zwölf Uhr zum Essen im Restaurant am See.

Auf der Rückfahrt fragte ich Dave: »Und, wie gefällt dir die scharfe Senta?«

»Wollen Sie die ganze Wahrheit wissen?«

»Ja, natürlich!«

»Diese Person ist eine alte Pottsau, die nur an sich denkt.«

»Hui, das war aber hart. Eigentlich ist sie doch ganz nett.«

»Ganz nett ist etwas anderes«, sagte Dave. »Sie ist beim Sex rücksichtslos und nur auf ihren Vorteil bedacht. Im Geschäftsleben ist sie garantiert genauso. Ich werde sie morgen bestimmt nicht anfassen.«

»Aber sie dich, vermute ich, denn sie steht auf dich, weil du so ein perfekter Popoficker bist.«

Dave schwieg dazu.

Schließlich kamen wir zu Hause an.

»Gute Nacht, Dave. Bitte sagen Sie Burt Bescheid, dass wir morgen pünktlich um elf Uhr zum Landhaus fahren wollen.«

Er nickte und verabschiedete sich ebenfalls.

Wenige Minuten später legte ich mich in die Wanne und träumte wieder von meinem zärtlichen Liebhaber von heute Vormittag. Er ging mir einfach nicht aus dem Kopf. So schön und so zärtlich bin ich schon lange nicht mehr geliebt worden – es war wie ein Wunder!

Wie von selbst glitt mein Mittelfinger in meine Muschi. Ich schloss die Augen, träumte, er würde auf mir liegen und sich in mir hin- und herbewegen. Nach kurzer Zeit gab es noch einen richtig schönen Orgasmus. Dann stieg ich aus der Wanne und legte mich sofort ins Bett. Als ich schlief, träumte ich wieder von meinem Wundervögler. Im Traum nannte ich ihn Peter. Seinen wirklichen Namen kannte ich ja nicht.

***

Punkt elf Uhr kamen wir beim Restaurant an. Kurz darauf kam Senta mit ihrer Mitarbeiterin Mary Miller dazu. Pamela, die Chefin vom Restaurant, empfing uns freundlich und ließ uns ein leckeres Menü zubereiten.

Danach fuhren zum Landhaus. Um zwei Uhr sollte das Kuchenbuffet angeliefert werden, außerdem musste noch eine Menge Kaffee gekocht werden.

»Ich weiß nicht, wie ich das alles schaffen soll«, seufzte ich und sah Senta an.

Sie grinste. »Das habe ich mir schon gedacht. Vorsichtshalber habe ich zwei Studentinnen, die bei mir als Models arbeiten, für heute mit angeheuert. Auch wenn du sie nicht gebucht hast – als kleine Aufmerksamkeit von mir sozusagen. Die beiden kommen gleich, werden Kaffe machen und die Gäste bedienen. Wenn nötig, werden sie auch Dessous vorführen.

Sollten sie aber für den Abend noch zur Verfügung stehen, wofür auch immer, müsstest du sie allerdings bezahlen.«

»Oh, Senta, wenn ich dich nicht hätte! Die Bezahlung der Damen ist kein Problem. Oh, schau mal, da kommen sie.«

Wir blickten aus dem Fenster und sahen die beiden hübschen Frauen aus einem Taxi steigen. Eine blond, eine brünett, beide rank und schlank. Sie waren eine Augenweide, wie sie daherschritten.

Ich brachte die Mädchen in die Küche zum Kaffeekochen und Anrichten des Kuchenbuffets.

***

Zwei Stunden später trafen die ersten Gäste ein.

Die Begrüßung von Jane war herzlich, da wir uns so lange nicht gesehen hatten.

Li, meine Masseurin aus Hongkong, lächelte freundlich und bedankte sich gleich dreimal für die Einladung.

Pamela tänzelte durch den Garten und hatte Randy, ihren Schnellficker, im Schlepp.

»Es tut mir leid, Pam«, sagte ich zu ihr, »aber Männer sind bei der Nachmittagsparty nicht erwünscht, das ist eine reine Frauenrunde. Norman, wir freuen uns auf dich, aber erst ab achtzehn Uhr.«

Er zeigte ein enttäuschtes Gesicht.

»Nun zieh ab«, sagte Pamela, »und komm pünktlich um sechs wieder. Aber besauf dich nicht, du wirst noch gebraucht.«

Susan kam gemeinsam mit ihrer neuen Freundin Margarita. Ich küsste beide links und rechts auf die Wange. Als mich Margarita dabei zärtlich ins Ohr biss, lief mir ein leichter Schauer über den Rücken.

Sie würde ich heute Nacht mit ins Bett nehmen, dachte ich voller Vorfreude.

Burt und Dave hatten sich aus dem Staub gemacht. Ich wusste, dass sie im Kaffeegarten des Seerestaurants saßen. Wie Dave mir später berichtete, hatte sich auch Randy zu ihnen gesellt.

Jetzt kam Ellen, meine Nachbarin von nebenan, angeschneit. Eine ganz heiße Nummer, scharf wie ein Rasiermesser. Obwohl ich sie nur in die Arme nahm, begrüßte das scharfe Luder mich mit einem heftigen Zungenkuss. Jane bemerkte das, grinste mich an und zwinkerte mir zu.

Jetzt fehlte nur noch Larissa, meine vervögelte Friseurin. Das war aber nichts Neues, denn sie war nie pünktlich. Oft kam sie zu mir, um meine Frisur zu richten. Nicht weil ich zu faul wäre, zu ihr zu fahren, sondern laut ihrer Aussage wäre sie lieber bei mir, weil wir hier ungestörter wären und weil sie sich so gern mit Finger und Zunge in meiner Muschi austobt. Das ging natürlich nicht im Friseursalon. Wenn sie mich dann so richtig verwöhnt hatte, musste einer der beiden Männer zu ihr. Entweder der Chauffeur mit seinem großen Riemen oder der Gärtner, weil er sie so schön in ihren Popo vögelte.

Sie hatte sich auch schon einmal von beiden zugleich vernaschen lassen, das machte sie aber nie wieder. Sie war damals breitbeinig aus unserem Haus geschlichen, konnte zwei Tage nicht richtig gehen. Das kam davon, wenn man den Hals, beziehungsweise die Möse, nicht vollkriegen konnte.

Mit einer schnellen Bremsung, den Kies wegdrückend, hielt ihr alter Porsche, den sie vom Vater übernommen hatte, direkt vor der Tür.

Ich begrüßte sie lachend. Sie strahlte, schaute sich aber sogleich um und fragte erstaunt: »Keine Männer?«

»Doch, heute Abend.«

»Der Arschficker auch?«

»Dave? Ja, der auch.«

***

Schließlich bat ich zum Kuchenbuffet. Als alle saßen, ergriff Senta das Wort. »Meine Damen, mein Name ist Senta Brown, ich werde heute die Dessous-Party leiten. Ihre Gastgeberin Anna hat mich darum gebeten, meine beiden hübschen Models in Erscheinung treten zu lassen. Und wenn Sie Spaß daran haben mitzumachen, so sind Sie herzlich dazu aufgefordert. Sollten Ihnen Dessous gefallen, so können Sie diese bei meiner Mitarbeiterin Mary oder bei mir bestellen.

Die Präsentation findet sowie heute Nachmittag als auch heute Abend statt. Warum es diese Doppelvorführung gibt? Heute Abend sind ein paar Männer mit dabei und es könnte heiß hergehen. Ob Sie bis dahin bleiben möchten, ist Ihnen überlassen. Und was die Damen mit den Männern dann anstellen, ist auch Ihnen überlassen. So kann ich nur zu guter Letzt sagen: Ich wünsche Ihnen viel Spaß und ein prickelndes, sexy Vergnügen!«

Die Damen applaudierten und machten sich wieder über ihre Kuchenstücke her, die sie vergessen hatten, weiterzuessen, weil sie Senta so gebannt gelauscht hatten.

Leise Musik erfüllte das Zimmer. Die Tür öffnete sich und die beiden reizenden Models erschienen in sexy Dessous. Ein leichtes Raunen war zu vernehmen.

Das bronzefarbene Vollweib Margarita setzte sich in Bewegung. »Ich bin die Mutigste und euer neues Model«, sagte sie und lachte alle an.

Sofort erntete sie lachenden Beifall.

Dann ging sie ins Nebenzimmer, um nach kurzer Zeit wiederzukommen. Der herrliche Arsch steckte in einem blütenweißen Slip, dazu trug sie einen passenden BH, der von ihren großen Titten mehr als ausgefüllt wurde. Ein göttlicher Anblick! Wieder ging ein Raunen durch das Zimmer. So einen wohlgeformten, riesigen Körper einer Frau hatte wohl noch niemand aus der Runde gesehen.

Jetzt bekamen noch andere Damen Mut. Ellen und Pamela waren die Nächsten, die sich umzogen. Sie wechselten sich geschickt im Nebenraum ab und präsentierten profihaft die wunderbarsten Dessous. Ein Wäschestück war schöner, als das andere, und jeder versuchte, das vorführende Model in Gangart und Verführung zu übertreffen. Wogende Busen, kreisende Popos und schwingende Hüften wechselten sich dauerhaft ab. Die Damen kamen richtig gut in Form.

Den Vogel schoss Margarita ab. An ihrer Vorführung, die so erotisch und sexy war, geilten sich wohl alle auf, sogar die unbeteiligte Mitarbeiterin Mary. Der fielen fast die Augen aus dem Kopf. Gut gelaunt nahm sie jede Menge Bestellungen entgegen, wobei ihre Hände vor Aufregung zitterten. Ob es wegen der vielen Bestellungen oder wegen der geilen Figuren war, konnte ich nicht sagen.

Die verrückten Weiber waren jetzt schon ziemlich aufgeheizt. Wenn die Party nicht bald zu Ende ginge, würden alle bestimmt vor sechs Uhr noch übereinander herfallen, dachte ich. Noch hatten wir eine Stunde vor uns. Doch die Damen hielten erstaunlicherweise durch. In der Pause, die nun folgte, und die einige Frauen dringend brauchten, konnten sich die Gemüter ein wenig beruhigen.

Margarita verschwand im Bad. Als sie herauskam, flüsterte sie mir ins Ohr: »Ich musste meine kochende Möse eiskalt duschen, sonst hätte ich irgendeine von den Weibern vergewaltigt.«

Alle Damen blieben, keine wollte vorzeitig die Dessous-Party verlassen. Das hatte ich auch nicht anders erwartet, denn alle hatten Spaß am Sex.

Das kalte Buffet, das die beiden Models hübsch angerichtet hatten, gefiel und schmeckte allen. In der Zwischenzeit waren auch die Herren eingetroffen, sehr zur Freude einiger Damen. Die zweite Hälfte der Party konnte beginnen.

Im Stillen hoffte ich, dass sie nicht völlig aus dem Ruder liefe.

Die Damen nahmen wieder Platz. Der Rotwein machte die Runde. Und wieder machten die beiden hübschen Models den Anfang. Sie trugen noch nicht präsentierte, heiße Dessous, genau wie Margarita, die ihnen mutig folgte.

Die Atmosphäre knisterte an allen Ecken und Enden. Eine angespannt erotische Stimmung hing im Raum. Heiße sexy Dessous in allen Farben und Formen folgten, dann hübsche Strapse, feine anmutige Nylons in verschiedenen Farben und Mustern. Inzwischen waren es wieder sechs Models, die aufreizend durch den Raum stelzten.

24. Anna: FickHöschen

Pamela traute sich als Erste mit einer Strumpfhose zu erscheinen, die ein Loch zwischen den Beinen besaß – genau am Eingang ihrer Möse.

Senta hatte sich ihr Fickhöschen mit dem Innen- und Außendildo angezogen und rief: »Bück dich!«

Das tat Pamela, und Senta führte ihr von hinten ihren Kunstpimmel ein, ohne dass Pamela ihre Strumpfhose dazu ausziehen musste. Pamela gab ein lustvolles Stöhnen von sich. Die Damenwelt stöhnte mit, und die Männer hatten alle einen Ständer. Diese Vorstellung war nur kurz.

Jetzt brachten die beiden Models die Fickhöschen. Keiner konnte natürlich wissen, dass da fast lebensechte Schwänze aus einem geschmeidigen Material eingearbeitet waren. Aus diesem Grund kamen die beiden Models nur mit einem BH bekleidet, unten ohne, anmarschiert. Ihre bezaubernden Fötzchen gefielen anscheinend nicht nur den drei Männern. Auch Susan, die Pastorin, war ganz wild, brachte es aber trotzdem fertig, ihre Freundin Margarita zurückzuhalten, die sich sonst wohl über die beiden hergemacht hätte.

Während die Mädchen die heißen Höschen zuerst nach außen kehrten, um allen die eingearbeiteten Pimmel zu zeigen, erklärte Senta, was es damit auf sich hatte. »Damit könnt ihr euch beim Gehen, egal wo – auf der Straße, beim Tanzen, beim Wandern – selbstbefriedigen, wenn gerade kein Kerl in der Nähe ist oder wenn euch nicht nach einem solchen zu Mute ist.«

Dann zogen die beiden Models die Fickhöschen an, schoben sich geschickt die Pimmel in ihre feuchten Muschis und liefen einige Runden durch den Raum. Man merkte, wie sie nach und nach erregter wurden. Jetzt standen alle übrigen Frauen auf, nahmen sich ein solches heißes Fickhöschen und zogen es sich an.

Alle waren oben ohne und begannen einen Marsch durch das ganze Haus. Wogende Titten, kreisende Ärsche, schwingende Hüften bewegten sich durch alle Räume. Ein Stöhnen begann und die ersten Orgasmen waren im Anmarsch. Niemand hatte anscheinend gedacht, dass dieser Männerersatz so gut, so schnell und so wirksam gewesen wäre. Nur Li, die kleine Chinesin, zog ihr Fickhöschen verschreckt aus. Sie hatte für ihre kleine Möse einen viel zu großen Schwanz gewählt und sich mit diesem fast eingerissen. Sie verschwand im Bad. Ich ging ihr sofort hinterher, um zu sehen, was los war. Ihre Augen hatten sich mit Tränen gefüllt. Sie wollte sich anziehen und gehen.

»Bleib bitte hier«, bat ich sie. »Es wird bestimmt noch schön und du wirst auf deine Kosten kommen. Ich werde dich nachher mit meinem Gärtner zusammenbringen. Das ist ein zärtlicher Liebhaber und hat allerhand geile Sachen drauf.«

Sie war einverstanden, zog sich einen wunderschönen Bikini an und schaute sich das Ganze passiv an.

Jane stieß einen spitzen Schrei aus, Susan unterdrückte denselben, Margarita zitterte am ganzen Körper und biss die Zähne zusammen, um nicht lauthals herauszuschreien.

Fast alle hatten den ersten Höhepunkt des Abends erlebt, ohne dass ein Mann aktiv geworden wäre. Die armen Kerle lungerten herum mit erigierten Schwänzen.

Jetzt wussten alle, dass sie dieses Wunder-Fickhöschen in Zukunft nicht mehr missen wollten. Es brach eine Bestell-Lawine über Mary und Senta herein. Auch ich half bei der Bestell-Aufnahme, damit die heißen Weiber bald zu ihrem Vergnügen kamen.

Dave pirschte sich inzwischen an meine kleine süße Li heran und verführte sie in einem der Gästezimmer. Erst spielte er in ihrer kleinen chinesischen Pflaume mit dem Finger herum, und als er sie scharf und feucht hatte, vögelte er sie nach Strich und Faden. Er konnte nicht genug kriegen und drehte sie um. Dann steckte er ihr seinen schmalen Pimmel in ihren schönen kleinen Popo und sie verging vor Lust, als er auch noch ihren Kitzler in Wallung brachte.

Völlig entspannt und glücklich kehrten sie in den Salon zurück, wo die irre Bestell-Lawine gerade zu Ende ging.

Mary und Senta waren überwältigt.

Fluchtartig verließ Mary das Haus, denn sie wollte bei dem heißeren Teil des Tages nicht anwesend sein.

25. Anna: Der heisse Teil der Party

Die beiden Models und Jane zogen sich die Strumpfhosen mit dem Loch vor der Möse an, knieten sich mitten in den Salon und streckten uns ihre wohlgeformten Popos entgehen.

»Jetzt seid ihr dran«, sagte Senta und blickte die drei Männer provokativ an. »Los, Mädels, nehmt euch die drei vor und besorgt es ihnen. Die Strumpfhosen bleiben aber an!«

Die Männer schauten ungläubig. Aber sie zögerten nicht lange und ließen ohne Mühe ihre strammen Schwänze in die drei saftigen Mösen rutschen – es war eine Wucht! Es brodelte nur so im Salon! Senta zog sich eins ihrer Fickhöschen mit Pimmel innen und außen an, legte die Pastorin flach und vögelte sie gekonnt. Ein Mann hätte es nicht besser machen können. Beide stöhnten zum Herzerbarmen. Die restlichen Damen fielen übereinander her, machten es sich gegenseitig mit den Fingern und mit der Zunge. Zwei lagen in der 69er-Stellung und ließen ihre Zungen in den feuchten Mösen arbeiten.

Ich schnappte mir Margarita. Wir verkrallten uns gegenseitig, wussten vor Wollust nicht, wo wir zuerst anfangen sollten. Dann küssten wir uns gegenseitig die Brüste und danach unsere Mösen. Es kam ein Höhepunkt nach dem anderen. Als sie sah, dass Senta mit Susan fertig war, warf sie mich von sich, legte sich flach auf den Rücken und schrie Senta an: »Los, fick mich!«

Senta fuhr in sie ein. Ihr Fickhöschen trug den größten Pimmel und damit vögelte sie in Margaritas Riesenfotze herum wie eine Wilde. Die beiden kamen in kürzester Zeit zur Ekstase – es ertönten Urschreie, die Mark und Bein erstarren ließen. Margarita zerkratzte Senta den Rücken und Senta krallte sich in dem riesigen Arsch von Margarita fest. Bestimmt hatten beide ihre Umwelt vergessen. Männlein und Weiblein tauschten am laufenden Band die Partner, die Mösen kochten und Schwänze spuckten, was das Zeug hielt. Alle waren wie von Sinnen, bis irgendwann ganz plötzlich Ruhe einkehrte.

Keuchend, schwer atmend, fix und fertig lagen sie alle irgendwo herum. Auf dem flauschigen Teppich, in Sesseln, auf der Couch …

26. Margarita: Unersättlich

In der Wanne in Annas Bad lag das mächtigste Vollweib, dass Burt je gesehen hatte, Margarita, und wusch ihre mächtige Möse. Sie schnurrte vor Wohlbehagen, massierte seinen Schwanz, bis er wieder steif war. Sie nahm ihn in den Mund und sog daran, dass Burt bald schwindlig wurde. Als er gerade kam, zog er seine Hand weg. Doch Senta holte sie sich wieder und gurgelte: »Wasch weiter in meiner Möse herum, das tut so gut!« Kurz darauf schüttelte auch sie sich. Dann stieg sie aus der Wanne, schleppte Burt in eins der Gästezimmer. Dort legte sie ihn auf den Rücken, setzte sich auf ihn und ritt los.

»Jetzt vögeln wir, bis wir sterben«, hauchte sie ihm ins Ohr und fuhr mit der Zunge in die Ohrmuschel. Sie setzte zu einem

Galopp an und stöhnte wieder vor sich hin. »Du hast einen der schönsten Schwänze, die ich je in meinem Loch gehabt habe«, keuchte sie und ritt noch wilder auf ihm herum. Dabei beugte sie sich etwas vor. So konnte Burt ihre mächtigen, strammen Titten anbeißen und die dicken Knospen zwischen seine Lippen nehmen und an ihnen saugen. Das machte sie noch wilder.

Schließlich stieg sie von ihm ab und kniete sich hin.

»Nimm mich von hinten«, zischte sie ihn an.

Burt krallte sich ich ihren Hüften fest. Mit einem gewaltigen Anlauf knallte er sein Rohr in sie hinein und bearbeitete sie wie ein Berserker. Der riesige Arsch glänzte in seiner bronzenen Herrlichkeit.

»Das dürfte nie zu Ende gehen«, raunte er, merkte aber zur gleichen Zeit, dass seine Kraft nachließ. Sein Gerät wurde etwas kleiner, was Margarita sofort merkte. Auch spürte sie, dass Anna in der Tür stand. Denn sie rief ihr zu: »Bitte hol Nachschub! Dein Chauffeur macht gleich schlapp. Er hat sich aber auch eine Pause verdient!«

Burt grinste und nickte zugleich.

»Da gibt es keine große Auswahl«, sagte Anna. »Der Gärtner liegt halb tot in einem Sessel, der braucht mindestens eine Stunde Pause. Und Norman, Pamelas Schnellficker, liegt wie ein Häufchen Elend auf der kleinen Li und bewegt sich nicht mehr. Erst haben ihn die drei Damen durchgezogen, dann hat ihn Ellen mit dem Doppeldildo-Fickhöschen im Hintern herumgewühlt. Vorübergehend ist auch er außer Gefecht. Allerdings tippe ich auf Norman, dass er am schnellsten wieder zu sich kommt. Ich muss jetzt in die Küche. Ich koche mit den beiden Models Kaffee und richte den Rest des kalten Buffets her, damit alle wieder zu Kräften kommen.«

»Reicht dir nicht ein Model?«, fragte Margarita. »Die etwas Strammere mit den brünetten Haaren würde mir ganz gut passen.«

»Okay, ich schick sie dir.«

Nach wenigen Minuten ging das Mädchen zu ihr. Sie trug einen orangefarbenen Bikini, den ihr Margarita ruck zuck auszog und ihr dann die schönen weißen Brüste massierte. Margarita legte sich auf den Rücken und spreizte ihre Beine soweit es ging. Ihre glänzende Möse strahlte das Model an.

»Los, leg dich auf mich und komm mit deinem Kitzler ganz nahe an meinen ran.«

Die Frauen bewegten sich aufeinander zu, rieben sich ihre Mösen, streichelten dabei ihre Brüste und küssten sich innig.

»Jetzt brauche ich einen starken Schwanz«, sagte Margarita.

»Kannst du haben«, tönte es von hinten.

Susan, die Pastorin, hatte ein Fickhöschen mit den größten Pimmeln innen und außen an.

»Dann komm, knall ihn rein, aber von hinten«, befahl Margarita und legte das Model auf den Rücken. Sie kauerte sich so vor sie, dass sie mit ihrer Zunge in ihr landen konnte. Susan kniete sich hinter das Model und drang mit ihrem Kunstpimmel in sie ein, während Margarita mit ihrer kräftigen Zunge in das Model-Loch eintauchte. Im Nu waren alle drei auf Hochtouren. Die beiden Kunstschwänze wirkten Wunder. Die riesigen Mösen wurden immer feuchter und glitschiger – die Modelmöse hätte sicher Halleluja gesungen, wenn sie gekonnt hätte. Als Susan nach dem zweiten Orgasmus nicht mehr konnte, sie fiel kraftlos um.

Margarita schnappte sich das süße Model, brachte sie in die 69er-Stellung und beide schmatzen noch eine Weile gegenseitig in sich herum.

Dann brauchte Margarita, die Unersättliche, auch eine Pause. Sie ging unter die Dusche, duschte sich abwechselnd heiß und kalt und kehrte ins Wohnzimmer zu den anderen zurück.

Anna und das andere Model hatten inzwischen etwas aufgeräumt, jede Menge Kaffe gekocht und kalte Platten hergerichtet.

Langsam kamen die Gäste wieder zu sich. Einige zogen sich ihre Blusen oder engen Pullis über, aßen etwas und schlürften den frischen Kaffee.

Als sich alle ein wenig stärker fühlten, ließ Burt den Champagner-Korken knallen. Sofort nahmen die Damen ihre Gläser und freuten sich, dass es bisher so ein gelungener Abend war.

»Jetzt brauche ich zur Abwechslung mal einen richtigen echten Schwanz aus Fleisch und Blut!«, tönte Margarita.

Sie angelte sich Randy, Pamelas Schnellficker, legte sich mitten in den Salon auf den flauschigen Teppich und führte ihn in sich ein.

»Jetzt zeig mal, dass du deinem Namen alle Ehre machen kannst«, sagte sie.

»Welchen Namen?« fragte Randy.

»Schnellficker!«

»Ach so, das kannst du haben.«

Und er legte los. Mit einer affenartigen Geschwindigkeit stieß er in die herrlich nasse Möse. Margarita versuchte, mit ihm mitzuhalten, schaffte es aber nicht. So hob und senkte lediglich ihren Arsch und ließ ihn kreisen. Als es ihr zum zweiten Mal kam, umklammerte sie Randy mit ihren mächtigen Schenkeln, sodass er nach Luft schnappen musste.

»Mach's noch einmal, dann bist du mein Weltmeister«, rief sie.

»Aber heb noch ein paar Stöße für mich auf, ich will dich auch mal in mir fühlen«, sagte Anna.

Er nickte und vögelte wieder im Schnellgang in der dicken Möse von Margarita herum, bis sie zitterte und stöhnte. Als sie genug hatte, stürzte er sich auf Anna.

27. Anna: SchnellFicker

»Wie hättest du es denn gern? Von hinten oder von vorn?«, wollte Randy wissen.

»Beides«, antwortete ich. »Erst lege ich mich auf den Rücken, und wenn es mir gekommen ist, dann nimmst du mich von hingen, wobei ich gern auf der Seite liegen würde.«

Das wollte er tun. So trommelte er in meiner Muschi herum – schnell, schneller, noch schneller … In Windeseile kam es mir. Er legte mich auf die Seite und stach zu, versenkte seinen Schwanz in meiner Möse, die richtig nass war, und auf ging es. Ich schrie vor Lust. Dass es so etwas gab, dachte ich ungläubig, bevor er sein Schnellfeuergewehr aus mir herauszog, weil wir beide zur gleichen Zeit gekommen waren.

28. Anna: PartyEnde

Um uns herum vögelten und leckten wieder alle durcheinander. Nach und nach wurde es aber ruhiger. Die Helden wurden müde und man zog sich zurück, denn es war schon fünf Uhr morgens.

Burt und Dave wollten losfahren, weil Burt meinen Mann gegen zehn Uhr zum Flughafen bringen musste.

Ellen, meine Nachbarin, kroch fast auf allen vieren zur Haustür. Sie lächelte verklärt.

»Es war eine wunderschöne Nacht bei dir«, sagte sie und küsste mich zum Abschied auf den Mund. Dabei konnte sie sich nicht verkneifen, zwei Finger in meine Muschi zu stecken, was einfach war, denn ich hatte kein Höschen an. Wenn sie noch einen Augenblick länger gefummelt hätte, hätte ich sie mit ins Bett genommen.

Pamela bestellte sich ein Taxi. Sie hatte in ihrem Restaurant einen Brunch, der bereits um zehn Uhr begann. Ihren Schnellficker ließ sie hier. Der lag auf der Couch im Salon und schlief.

Susan und Margarita verzogen sich in ein Gästezimmer. Sie wollten ein paar Stunden schlafen und dann erst aufbrechen. Die Chorprobe war mittags und die Sonntagspredigt übernahm ein Pfarrer aus der Gegend, den Susan gebeten hatte, einzuspringen.

Senta räumte ihre Musterkoffer und Kleiderständer zusammen, wobei Dave und Burt ihr dabei halfen, ehe sie aufbrachen.

Der Rest der Partygäste hatte sich im Haus verkrümelt und schlief bis mittags.

Senta verbrachte den Schlaf bei mir in meinem Doppelbett. Ehe wir alle gemeinsam zum Brunch zu Pamela fuhren, spielten wir uns gegenseitig noch ein bisschen an unseren Möpsen, dann in unseren Muschis. Ein süßer kleiner Orgasmus war das Ergebnis.

***

Nach dem Brunch fuhren alle nach Hause. Nur Li, die kleine Masseurin, fuhr wieder mit zu mir ins Landhaus.

Sie gab mir eine Ganzkörpermassage. Dabei brachte sie mich so in Fahrt, dass mein Muschi wieder kochte. Wir trieben es miteinander, bis wir nicht mehr konnten.

Am Abend trennten sich unsere Wege. Li fuhr nach Hause und ich zum Haus meines Mannes. Während der Fahrt überdachte ich noch einmal unsere Party, besser Orgie ... So etwas hatte ich nun wirklich noch nicht erlebt! Obwohl man mich ja nun wirklich nicht als unbeschriebenes Blatt bezeichnen konnte. Dieser ganz neuartige Sex mit Sentas Fickhöschen, den zwei Kunstschwänzen, mit denen man sich beim Gehen selbst vögeln konnte, das Spiel mit den gewaltigen bronzenen Möpsen von Margarita, den herrlichen Schenkeln von Senta, der süßen Möse von Li, dem Schnellfick von Randy ... das alles war der pure Wahnsinn! Einfach unglaublich! Seit langem war ich der Meinung, dass ich, was überhaupt nicht meiner Natur entsprach, für die nächsten Tage genug vom Sex hatte. Dabei ahnte ich nicht, was mich eine Woche später erwarten würde ...

29. Anna: Die drei WunderKnaben

Am Sonntag um zehn Uhr begann der Gottesdienst, zu dem Susan und Margarita mich eingeladen hatten.

Ich wurde gegen acht Uhr wach. Nach einer kühlen Dusche und einem guten Frühstück machte ich mich auf den Weg zur Kirche. Gut, dass ich so früh da war, denn die Kirche war, als es losging, bis auf den letzten Platz gefüllt. Ich saß in der ersten Reihe. Susan entdeckte mich sofort, begrüßte mich mit einem leichten Augenzwinkern.

Die Orgel erklang mit mächtigen Akkorden, die Gemeinde sang ein Lied, es folgte ein Gebet, wieder ein Lied, dann die Predigt, und die war erstklassig!

Danach ging das Tor auf, der Gospelchor strömte herein und platzierte sich vor den Altar. Der Anblick war berauschend! Alle in roten Roben. Die meisten davon waren sehr groß und es waren viele dabei, Männer wie Frauen, die man als Schönheiten bezeichnen konnte. Dann sangen sie los.

Ein Orkan überflutete die Gemeinde. Ein Gesang, so gewaltig, so schön, so faszinierend, wie ich ihn noch nie erlebt hatte. Vielen Leuten kamen Tränen der Rührung und der Freude. Ich nahm ein Taschentuch aus meiner Handtasche, schluchzte vor mich hin und konnte kaum an mich halten.

Das dritte Lied war weltbekannt. Margarita forderte die Leute auf, einfach mitzusingen, was sie auch nach Kräften taten. Das ging mir durch und durch. Ich jubelte mit dem Chor. Meine Tränen waren auf einmal versiegt, dafür, oh Schreck, meldete sich meine Muschi. Jetzt fing die an zu weinen. Sollte ich mich an diesem Gefühl erfreuen oder lieber schämen? Susan ließ mir keine Wahl. Sie hatte mich beobachtet, lächelte mir zu und gab mir zu verstehen, dass sie meinen Zustand erkannt hatte.

Der Chor schmetterte ein letztes Lied. Danach verließen die Leute die Kirche und die Sängerinnen und Sänger stiegen in den Bus, mit dem sie gekommen waren. Susan, Margarita und ich gingen, gefolgt von drei jungen Sängern, einer schöner als der andere, hinüber ins Pfarrhaus.

Es gab ein leckeres Essen, das Susan hatte bringen lassen. Kaum waren wir fertig, machten sich Susan und Margarita über die drei Wunderknaben her. Sie knöpften erst die Hemden, dann die Hosen auf und zogen sie aus. Zum Vorschein kamen drei schwarze Körper, die wie gemeißelt aussahen. Ich konnte den Anblick kaum ertragen und riss mir sofort die Kleider vom Leib, genau wie Susan und Margarita.

»Such dir den Besten aus«, forderte mich Margarita auf.

Ich nahm mir den mit dem größten Lümmel. So einen großen Schwanz hatte ich noch nie gesehen.

»Ob du den verkraften kannst?«, fragte sie. »Meinst du

nicht, der passt besser in meine Möse? Der reißt dich doch bis zur Halskrause auf.«

»Nein, ich will genau den!«, stöhnte ich tapfer und meine Möse lechzte nach ihm und schäumte schon über.

»Okay.« Sie grinste. »Dann mal los.«

Der Riese packte mich, setzte sich auf einen großen gepolsterten Sessel. Sein gigantisches schwarzes Rohr stand kerzengerade in Richtung Himmel.

Als ich ihn jetzt aus nächster Nähe sah, wurde ich doch etwas ängstlich. Hatte ich jetzt Angst vor der unheimlichen Länge dieses Gerätes oder fürchtete ich mich vor dem Durchmesser? Doch es war nun zu spät. Er packte mich an den Hüften und stülpte mich über seinen Knüppel. Ich schrie auf und mir blieb die Luft weg. Ich hatte das Gefühl, er hätte mein Muschi aufgeschlitzt. Hatte er aber nicht. Dieses schwarze Monsterding war drin, ohne mich verletzt zu haben und meine Möse war wie immer sehr feucht. Noch blieb ich ganz ruhig auf ihm sitzen, hatte keinen Mut, mich zu bewegen. Er grinste mich an, fragte: »Und, was nun?«

»Abwarten«, gebot ich. »Meine Muschi muss sich erst einmal an das riesige Ding gewöhnen.«

Margarita kicherte. »Ich habe dich gewarnt!«

Etwas verkrampft saß ich auf ihm. Durch den Sessel hatte ich die Beine unheimlich breit. Er merkte das wohl auch, denn seine großen Hände umspannten meinen Po, während er ganz langsam vom Sessel rutschte und sich mit mir auf den Teppich legte, ohne dass sein riesiger Torpedo aus mir herausflutschte. Jetzt saß ich wie die Reiterin auf ihrem Pferd. Meine Muschi tastete sich langsam heran und spürte, dass es nicht wirklich wehtat. Sie spürte einfach, dass sie bis auf den letzten Millimeter ausgefüllt war.

»Du bist so schön eng«, flüsterte mein Sänger.

»Wenn ich das öfter mit dir machen würde, wäre ich nicht mehr eng. Dann hätte ich eine so ausgeleierte Möse, wo kein Mann mehr etwas fühlen könnte.«

»Unsinn, genau das Gegenteil ist der Fall!«, sagte mein Sänger. »Je dicker und je länger der Penis, desto mehr wird deine Muschi trainiert. Ihre Muskeln werden gestählt, und du kannst die Lust der Männer nach Belieben steigern.«

Ich ließ die Information sacken.

»Hey, sag mal, willst du eigentlich nur auf mir parken? Ich meine, wir können gern noch wissenschaftliche Dialoge über Männerschwänze und Frauenmösen halten, aber am liebsten wäre es mir, wir würden vögeln!«, gab er zu.

Ich lachte. »Mir auch.« Also setzte ich mich ganz vorsichtig in Bewegung. Sein riesiges Gerät spürte ich bis in die Haarspitzen und ein wohliger Schauer durchflutete meinen Körper. Es war ein Erlebnis! Was für ein Wunder, dass meine kleine süße Muschi so ein Ungetüm in sich aufnehmen konnte und dabei auch noch Lust empfand. Das hätte ich nie für möglich gehalten.

Mein Ritt wurde schneller, die Möse immer feuchter – es war eine Lust! Ich zittere am ganzen Körper, als es mir das erste Mal kam. Unverdrossen ritt ich weiter, als ich den nächsten Höhepunkt kommen spürte. Da verdrehte auch mein Pferd die Augen und schüttelte sich, dass ich beinahe von ihm herunter gefallen wäre.

»Tut das gut?«, stöhnte er und stieß in seiner Ekstase noch einmal kräftig zu.

Ich stieg ab, um mir seinen gewaltigen Schwanz, der immer noch stand, genau anzusehen. Vor Stauen blieb mir der Mund offen. Sofort steckte er mir seinen Kolben in den Mund, wobei ich beinahe daran erstickt wäre.

Das Ding war so dick, dass es nicht recht hineinpasste. Ich spuckte das Ungetüm aus. Er packte mich wieder und schob mir sein Rohr von hinten hinein. Das machte er so vorsichtig, dass ich richtigen Genuss dabei hatte, keine Spur von Schmerzen. Er vögelte zärtlich in mir herum, knetete zusätzlich meine Möpse. Das hätte ich ihm mit seinen riesigen Händen überhaupt nicht zugetraut. Gleichzeitig küsste er meinen Rücken, wobei mir ein Schauer nach dem anderen hinunterlief. Als es mir wieder kam, hielt er einfach still, ließ seinen Schwanz, der immer noch stand, einfach in mir drin. Nach ein paar Minuten zog er ihn heraus, legte mich auf den Rücken und fuhr ihn in meine Möse ein, die wieder voll ausgefüllt war. Ich glaubte, ich würde platzen! Er kam langsam in Wallung und brachte mich wieder zu einem Höhepunkt. Es wollte einfach nicht enden.

Am Nachmittag, als sein Ding endlich erschlaffte, war ich völlig down. Er küsste mich mit seinen hübschen Lippen erst auf den Mund, dann auf die Muschi. So quälte er einen letzten Orgasmus aus mir heraus.

Breitbeinig wankte ich zu meinem Wagen. Ich ging, als ob ich seinen riesigen Schwanz noch in mir hätte. Erschöpft ließ ich mich in meinen Wagen fallen, winkte der grinsenden Vögel- und Sängergruppe, die zum Abschied im Hof stand und auch einen todmüden Eindruck machte, noch einmal zu. Dann fuhr ich los.

***

Zu Hause angekommen, legte ich mich fast eine Stunde in die Wanne und ging in Gedanken die letzten Stunden noch einmal durch. War das schön gewesen!

Ich hatte erst keinen Mut, meine Muschi zu untersuchen,

nahm aber dann doch zwei Finger. Was ich vorfand, war meine Muschi, wie ich sie kannte. Kein ausgeleiertes Etwas, sondern eine schöne, kleine, enge Möse, an der ich und alle, die mit ihr in Berührung kämen, ihre Freude haben würden.

Zufrieden stieg ich aus der Wanne, ging ins Bett und schlief sofort ein.

Als ich nachts einmal zu Toilette musste, stelzte ich immer noch breitbeinig herum. Ob das wohl wieder normal würde?

***

Gegen zehn Uhr am Morgen wurde ich wach, wollte aufstehen und zum Bad marschieren. Das ging aber kaum, denn meine Muschi hatte einen mächtigen Muskelkater und ich bekam kaum ein Bein vor das andere. Was nun?

Vorsichtig legte ich mich wieder hin und befühlte ganz leicht meine Muschi. Ich streichelte sie und steckte langsam einen Finger hinein, dann zwei. Autsch, es tat weh.

Dann nahm ich all meine Kraft zusammen und schlich ins Bad. Dort ließ ich warmes Wasser in die Wanne und legte mich hinein. Ja, das tat gut.

Nach einer halben Stunde meinte ich sogar, der Schmerz ließe langsam nach. So stieg ich wieder aus der Wanne, trocknete mich vorsichtig ab, zog meinen Morgenmantel an und setzte mich an den Tisch. Hungrig bestellte ich mir Eier und Speck.

Als ich nach einem ausgiebigen Frühstück wieder zu Kräften gekommen war, rief ich Susan an und erzählte ihr alles. Sie bekam fast einen Lachkrampf.

»Du bist mir ja eine schöne Freundin!«, maulte ich. »Ich denke, eine Pastorin ist barmherzig und tröstet ihre Mitmenschen.«

»Das schon«, hörte ich Susan grinsen, »aber nicht, wenn man sich einen Muskelkater herbeivögelt. Da kann der liebe

Gott auch nicht helfen, da musst du durch! Margarita hat dich gewarnt. Sie hat dir gesagt, dass dieser riesige Schwanz eine Nummer zu groß für dich sei. Du wolltest aber nicht hören, und wer nicht hören kann, muss fühlen.« Susan lachte wieder. »Meine liebe Anna, du warst einfach zu raffgierig, wolltest den größten aller Schwänze in deiner Möse und das hast du nun davon. Margarita mit ihrer Prachtfotze hätte den viel besser verkraftet. Na, nun mal Kopf hoch, das geht von selbst wieder weg. Heute Nachmittag komme ich dich besuchen, dann schauen wir uns mal deine arme Muschi gemeinsam an.«

Kurz darauf war ich mit meiner schmerzenden Muschi wieder allein. Ich sollte mich bewegen, damit mein Muskelkater wieder wegging, hatte Susan mir noch geraten. So zog ich mich an und machte einen kleinen Spaziergang. Vergnüglich war das nicht, aber da musste ich wohl wirklich durch.

30. Anna: MuschiPflege

Am Nachmittag kam Susan und ich hatte das Gefühl, sie grinste belustigt.

»Na, größte aller Vöglerinnen«, sagte sie. »Was macht deine Muschi? Weint sie noch?«

»Nein, sie weint nicht. Sie ist furztrocken und tut noch weh.«

»Leg dich mal hin«, befahl Susan, »ich möchte mir das Ding mal ansehen.«

Ich legte mich hin. Sie zog mir erst den Rock, dann den Slip aus, strich ganz zärtlich durch meinen Bär, kraulte durch die Schamhaare und spreizte meine Beine etwas.

Nach einer Weile sagte sie: »Deine Muschi ist aber nicht mehr trocken – im Gegenteil – ziemlich feucht sogar, und dein strammer Po wackelt auch schon wieder. So schlimm kann es ja wohl nicht sein.« Sie beugte sich über mich, zog meine Schamlippen leicht auseinander und fuhr langsam mit ihrer weichen Zunge in meine Muschi.

»Oh, tut das gut«, stöhnte ich.

Sie machte ganz langsam, ganz zärtlich und liebevoll weiter und es tat überhaupt nicht weh, als es mir kam.

»Du bist wirklich eine barmherzige Frau«, sagte ich. »So zärtlich hat mich noch keine geleckt. Bitte mach noch ein bisschen weiter.«

Sie bescherte mir noch zwei Höhepunkte, dann zog ich sie aus und bat sie, sich über mein Gesicht zu knien. Ihre herrliche Möse befand sich nun direkt über mir.

Als sie sah, dass ich mich abmühte, legte sie mir noch ein dickes Kissen unter meinen Kopf. Schon ging es leichter. Ich hatte ihre herrlichen Hüften gepackt und schleckte nun in ihr herum, bis sie vor Lust stöhnte und schrie.

Erschrocken erschien der Gärtner. »Oh, Entschuldigung, ich dachte …«, begann er, doch dann nahm er den herrlichen Anblick wohl wahr.

Wir ließen uns nicht stören, es war einfach zu schön.

Dave hatte sofort ein steifes Etwas in seiner Hose. Blitzschnell zog er die Hose aus und fuhr mit seinem langen schmalen Degen in Susan hinein – aber von hinten, mitten in ihren schönen großen Arsch. Sie schrie vor Schreck auf. Mit so einer Ladung im Po hatte sie wohl sicher nicht gerechnet. Als sich ihr Schock gelegt hatte, genoss sie den Akt mit aller Inbrunst. Dave vögelte emsig in ihrem Arsch herum und ich leckte ihre Möse.

Das Einzige, was mich ein wenig störte: Seine Eier schlugen immer vor mein Kinn. Ich hielt aber durch, wollte weder Susan noch ihm den Spaß verderben.

Wir vögelten mit Ausdauer und Lust so lange, bis Susan um Gnade bettelte und nicht mehr konnte. Dave zog sein langes Ding aus ihr heraus und sie legte sich auf den Rücken.

Nun wollte Dave mich beglücken. Ich schob ihn aber sofort von mir herunter, denn meine Muschi tat immer noch weh. Ansonsten hätte ich mich gern verführen lassen.

Sein Prengel stand noch immer, und anscheinend wollte er nicht so schnell aufgeben. So quetschte er sein Knie zwischen Susans Schenkel, und schaffte es, sie auseinanderzudrücken. Als er drin war, grunzte Susan vor Wohlbehagen, steckte ihm die Zunge in den Hals und schlang ihre stämmigen, wohlgeformten Beine um seinen Körper. Schon nach wenigen Minuten waren die beiden geschafft.

Dave verabschiedete sich und verschwand.

Susan und ich legten uns in mein großes Bett, küssten uns zärtlich von oben bis unten, streichelten uns und schauten uns verliebt an. Das ging bis zum Abend. Es war traumhaft schön. Mal kam es ihr, mal kam es mir und zum Schluss kam es uns zur gleichen Zeit. Dann schliefen wir ein.

***

Als ich am nächsten Morgen aufwachte, stand Susan vor meinem Bett und hatte sich das neue Fickhöschen angezogen. Sie hatte ihren Pimmel schon in sich. Vorsichtig legte sie sich neben mich, drehte mich zu sich und schob mir ganz langsam den wunderschönen Schwanz in meine Möse. Es tat nur noch ein bisschen weh, war gut auszuhalten, und schon in Kürze kamen wir in Hochform und vögelten mit den originalgetreuen Kunstschwänzen in uns herum. Es war ein richtig schöner Morgenfick auf nüchternen Magen!

Wir gingen duschen, dann frühstücken. Als wir überlegten,

ob wir wieder ins Bett gehen wollten, um es uns noch mal gemütlich zu machen, klingelte das Telefon.

Dave war am Apparat und fragte:

»Kann ich noch etwas für die Damen tun?«

»Ja, komm herauf«, verlangte ich.

»Wer war das?«, wollte Susan wissen.

»Unser Popoficker. Er kommt hoch.«

»Aber ich muss in einer halben Stunde gehen«, wandte Susan ein.

Die Tür ging auf und Dave kam herein. Wir stürzten uns auf ihn, zogen ihn aus, legten ihn auf den Rücken.

Susan setzte sich auf ihn, um einen kurzen Morgenritt zu genießen, und ich verschloss seinen Mund und seine Nase mit meiner feuchten Muschi. Erst rieb ich meinen Kitzler an seiner Nasenspitze, dann ließ ich ihn mit der Zunge in meine gute Stube. Nach einigen Minuten hatten wir alle unseren Orgasmus. Jetzt konnte der Tag beginnen.

Dave schickten wir weg, gingen zum Duschen und zogen uns an. Mit einem langen zärtlichen Zungenkuss verabschiedeten wir uns voneinander. Susan musste zu einem Termin ins Pfarrhaus, und ich sollte um elf Uhr bei meinem Mann im Büro sein.

31. Anna: Die Neue

Der hübsche Junge am Reedereiempfang lächelte mich freundlich an. Schade, dass ich die Frau vom Chef bin, denn den zu vernaschen hätte bestimmt viel Spaß gebracht.

Frank machte es kurz. »Ich habe eine neue Mitarbeiterin«, sagte er, »die deinen früheren Job erledigen soll. In Long Beach liegt die Marie-Jane im Dock, wo sie zwei Wochen bleiben soll, da sie überholt werden muss. In einem der Speisesäle hat es gebrannt, das wird repariert. Nach Abschluss der Arbeiten soll die neue Mitarbeiterin, Luisa Hockman, die Endkontrolle gemeinsam mit dem Kapitän übernehmen. Sie soll allerdings auch schon während der Arbeiten in unregelmäßigen Abständen Kontrollgänge durchführen. Würde es dir Freude bereiten, sie zu begleiten und sie einzuweisen? Ich wüsste keine Bessere dafür, als dich. Wenn du willst, könnt ihr danach einige Tage Los Angeles ansehen.«

»Aber gern«, erwiderte ich erfreut. »Könnte ich Miss Hockman eventuell vorher einmal kennenlernen?«

»Das wird kein Problem sein.«

***

Bei einem kleinen Mittagessen lernte ich Luisa Hockman kennen. Sie war groß, mittelschlank, hatte ein schmales Gesicht, sehr schöne schlanke Hände, wohlgeformte Beine und pechschwarze Haare, die streng nach hinten gekämmt waren. Alles in allem: eine richtige Schönheit. Wahrscheinlich war sie eine sehr konservative und pflichtbewusste Dame.

»Ich freue mich, Sie kennenzulernen«, sagte ich und meinte es auch so.

»Es ist mir eine ganz besondere Ehre, von Ihnen begleitet und in meinen neuen Job eingewiesen zu werden«, antwortete Miss Hockman. »Ich freue mich darauf.«

»Lange Zeit zur Vorfreude bleibt allerdings nicht«, sagte Frank, »denn übermorgen früh um halb zehn fliegt eure Maschine von San Franzisco nach Los Angeles. Der Flug dauert etwa eine Stunde und zwanzig Minuten. Ihr wohnt so lange im Hotel, bis die Reparaturarbeiten des Schiffes abgeschlossen sind. Dort steht euch ein Wagen mit Chauffeur dauerhaft zur Verfügung. Am besten treffen wir uns noch mal morgen Vormittag, um alle Einzelheiten für die Reise zu besprechen.«

Miss Hockman und ich tranken Kaffee und beschnupperten uns. Sie war mir vom ersten Augenblick an sympathisch. Doch in Sachen Sex musste ich bei ihr bestimmt auf der Hut sein, denn sie schien mir nicht der Typ zu sein, der Sexpartys feierte oder mit mir ins Bett gehen würde.

Musste ja auch nicht sein. Etwas für die Muschi findet man ja eigentlich überall auf der Welt.

***

Nachdem wir uns verabschiedet hatten, fuhr ich sofort zu Susan, um ihr von Luisa Hockman zu berichten.

Susan kam gerade aus der Sakristei. »Anna, was machst du denn hier?«, rief sie freudig.

»Ich muss dir schnell etwas erzählen«, sagte ich.

»Komm, wir gehen ins Haus. Was ist denn los? Du wirkst so aufgeregt«, meinte Susan.

»Bin ich auch. Frank schickt mich für etwa zwei Wochen oder länger nach Los Angeles.«

»Warum das denn?«

Ich erzählte ihr von der Reparatur und von der neuen Mitarbeiterin. Als ich geendet hatte, wirkte Susan traurig. Sie empfand es als lange Zeit.

Schließlich fragte sie: »Was macht deine Muschi? Tut sie noch weh?«

»Kaum. Wenn du willst, kannst du mal einen Finger hineinstecken.«

Sie fuhr zärtlich unter meinen Rock, streichelte meine Schenkel und tauchte einen Finger rein.

»Oh ja, das tut gut, geh tiefer.«

Sie stand auf, holte eine dicke Praline, steckte sie in meine

Muschi und fing an sie zu verspeisen. Ich verging bald vor Wonne! Während sie die Praline aus meiner Muschi leckte, kam es mir zwei Mal.

»Und jetzt ich«, flötete ich voller Lust und nahm ein dickes Ding mit Eierlikör, das ich nun in ihre Möse schob. Ich bewegte meine Zunge, was das Zeug hielt.

Susan stöhnte und jauchzte.

»Bitte bleib hier, flieg nicht nach Los Angeles!«, schrie sie. »Ich brauche dich, deine Zunge, deine Hände, deine Möse ...«

Jetzt musste ich doch lachen. »Die Praline ist genossen. Jetzt muss ich gehen. Bald bin ich wieder da. Mach's gut, meine Liebe.«

Susan lächelte tapfer, als sie mich zur Tür brachte.

»Ohne dich wird es wahrscheinlich recht langweilig werden in Los Angeles«, sagte ich traurig. »Miss Hockman ist eine reizende Person, mit der man sich bestimmt gut unterhalten kann. Aber ich brauche etwas fürs Herz und für meine Muschi ...«

Wir drückten uns noch mal ganz kräftig und gaben uns einen Zungenkuss, dann fuhr ich davon.

***

Zu Hause packte ich meine Koffer, wobei ich mir von Nadja helfen ließ. Als alles gepackt war, lud ich sie zu einem kleinen Imbiss ein, doch sie wollte noch etwas Lernen gehen.

Burt kam gerade die Treppe herauf, so fragte ich ihn und er stimmte sofort zu.

Zu unserem Abendessen tranken wir ein Glas Wein. Danach nahm ich mir Burt vor.

»Ich weiß nicht, wann ich wieder einen Kerl vernaschen werde. Meine Muschi könnte recht einsam werden. Komm, nimm mich noch einmal richtig von hinten, aber kräftig und ohne Vorspiel.« Ich zog mich aus, kniete mich vor ihn und bot ihm meine heiße, feuchte Möse.

Er fuhr hinein wie ein Torpedo und vögelte mich, als ob es sein letzter Akt wäre.

»Oh, was hast du nur für einen schönen Schwanz«, jubelte ich. »Lass ihn drin, solange du kannst! Stoß zu! Gib es mir! Hau ihn rein! Jaaaaaaaa!«

Er vögelte mich mit rasantem Tempo weiter.

»Am besten nehme ich dich gleich mit nach Los Angeles. Dann musst du mich jeden Tag ein paar Mal durchvögeln wie ein Hengst oder besser wie ein Schwein.« Ich kippte um, konnte nicht mehr.

Burt ging es wohl genauso.

»Wieso wie ein Schwein?«, fragte er.

»Weil Schweine bis zu dreißig Minuten den Orgasmus an einem Stück haben. Genau das, was dir noch fehlt.«

»Dreißig Minuten? Oh je … Aber ich kann ja üben, bis Sie wieder hier sind. Ich glaube, ich schaffe das.«

Er stand auf und ich biss ihn noch einmal ganz locker in seinen geilen Schwanz. Dann warf ich ihn hinaus.

Nadja klopfte an. Sie wollte sich verabschieden.

»Verabschieden kannst du dich auch später noch. Wir fliegen doch erst morgen früh. Komm, schlaf bei mir.«

Wir gingen ins Bett. Nadja kuschelte sich ganz eng an mich, dann schliefen wir ein. Nachts wurde ich einmal wach und fühlte ihren herrlich strammen Popo vor mir. Ich streichelte ihre Brüste, ging mit einer Hand zwischen ihre Beine und strich ganz zart über ihren Kitzler. Sie wurde nicht ganz wach, dafür aber sehr feucht in ihrer süßen Möse. Im Schlaf drehte sie sich um und lag mit gespreizten Beinen direkt vor mir. Ihre Möse glitzerte im Mondschein, der durch das Fenster fiel. Ich war außer mir. Sie lag da, wie ein Gemälde und lächelte im Schlaf. Ich drang mit zwei Fingern in sie ein und brachte sie zärtlich zu zwei kleinen Orgasmen. Dadurch wurde auch sie halb wach und schob ihre Muschi ganz sacht auf meine. Ich zog meine Schamlippen so weit auseinander, wie es ging. Nun waren wir vereint und zitterten beide vor Lust, während unsere Muschis Freudentränen weinten. Wir zuckten noch kurz, dann schliefen wir zum zweiten Mal ein.

***

Nadja musste gegen sieben Uhr aufstehen, ihre Vorlesung begann um neun Uhr.

Als ich durch ein herrliches Gefühl ein bisschen wach wurde, verabschiedete sie sich gerade mit einem innigen Kuss von meiner Muschi. Ich hielt Nadja zurück, warf sie aufs Bett, spreizte ihre Beine und quirlte mit meiner Zunge noch einmal in ihr herum. Dann verließ sie fluchtartig mein Bett, winkte mir zu und ging. Ich schlief weiter und hatte die wunderbarsten Träume von uns beiden.

***

Gegen Mittag klingelte das Telefon. Burt wollte meinen Koffer abholen, um ihn zum Flughafen zu bringen. Den von Miss Hockman hatte er schon abgeholt.

»Wie gefällt dir Miss Hockman?«, fragte ich ihn.

Er zuckte mit den Schultern, sagte nichts.

Komisch, dachte ich, mir fiel nur auf, dass er mich kaum beachtete, obwohl ich in einem scharfen Hemdchen mit sehr knappen Slip dastand, seltsam …

»Ich soll Sie von Miss Brown grüßen. Sie kommt zwei Stunden vor Abflug direkt zum Flughafen.«

***

Es klopfte an der Tür. Burt wollte mich zum Flughafen bringen.

»Aber, Burt, es ist noch viel zu früh. Der Flug geht doch erst in drei Stunden.«

»Ich wollte fragen, ob ich Ihnen noch etwas helfen kann.«

»Eigentlich nicht«, antwortete ich. »Aber wenn du schon hier bist, könntest du mir noch mal kurz deinen Penis in meine Möse stecken. Ich weiß nicht, wann ich das Vergnügen wieder haben werde.«

»Das geht nicht«, meinte Burt.

»Wieso, hast du deine Tage?«

»So etwas Ähnliches.«

Ich sah in verwirrt an.

»Mein bestes Stück ist nicht zu gebrauchen. Es hängt dick verbunden zwischen meinen Beinen und tut höllisch weh.«

»Warum?«

»Darüber möchte ich nicht sprechen. Ich möchte Sie nur vor ihrer Miss Hockman warnen. Sie ist ein Miststück, ein Höllenweib! Ein Wunder, dass ich meinen Penis noch dran habe! Sie sollten sich vor ihr hüten, die bringt es fertig und reißt Ihnen ihre herrliche Möse in Fetzten.«

»Das glaube ich nicht, das kann nicht wahr sein! Diese kühle Miss Hockman ein Sexmonster? Ich kann es nicht fassen!«

»Die ist so gierig, so scharf, die lässt sich bestimmt auch von einem Hengst vögeln! Die ist unersättlich, regelrecht unheimlich!«

»Was hat sie denn mit dir angestellt, Burt?«

»Sie erzählte mir, dass ihr beim Kofferpacken ein Ohrring unter das Bett gefallen wäre. Sie bat mich ihn zu holen. Ich sollte mich auf dem Rücken liegend unter das Bett schieben, der Ohrring würde weiter hinten liegen. Ich würde so am besten rankommen. Das war mir zwar nicht ganz klar, tat aber, was sie verlangte. Als ich darunter gekrochen war, schauten nur noch meine Beine unter dem Bett hervor und mit dem Oberkörper war ich quasi eingeklemmt. Sie riss meine Hose auf, nahm meinen Penis in beide Hände und massierte ihn nach Strich und Faden. Sofort war er knallhart. Sie zog mich ein wenig unter dem Bett hervor, setzte sich auf mich und vögelte wie wild drauflos. Dabei zerkratzte sie mir den ganzen Hintern.

Als mein Ding nach dem dritten Orgasmus etwas kleiner wurde, fluchte sie wie ein Bierkutscher und nahm ihn in die Hand, um daran herumzuziehen, dass mir Hören und Sehen verging. Als er nicht mehr in voller Größe erschien, zerkratzte sie ihn mir mit ihren spitzen Nägeln. Ich war immer noch unter dem Bett eingeklemmt. Plötzlich bedauerte sie das Ganze, holte eine Wundsalbe und eine riesige Mullbinde und verband meinen Schwanz fachgerecht. Erst jetzt zog sie mich unter dem Bett hervor. Ich lag erschöpft und fast wehrlos auf dem Teppich. Sie legte sich auf mich, küsste mich fast verzweifelt und fing an zu heulen. Im nächsten Augenblick kniete sie sich über mich, breitete ihre verdorbene Fotze über meinem Gesicht aus und schrie: »Leck mich, oder du erstickst!« Dabei kam sie so nahe, dass nur wenige Zentimeter fehlten, um mir die Luft zum Atmen zu nehmen.

Ich leckte sie voller Verzweiflung, bis sie noch einmal aufschrie und von meinem Gesicht abstieg. Dann brüllte sie, dass sie mich umbringen würde, wenn ich Ihnen oder Ihrem Mann auch nur ein Wort davon erzählen würde. Ich zog mich an, brachte ihren Koffer zum Wagen und verließ fluchtartig ihre Wohnung.«

Burts Erzählung brachte mich auf Touren und meine Muschi begann zu kochen.

»Geh jetzt«, sagte ich, »und hol mich bitte in einer halben Stunde ab. Auf der Fahrt zum Flughafen werden wir darüber noch mal reden.«

Ich rief im Gewächshaus an. Dave war da – welch ein Glück!

»Bitte komm' sofort herauf, es ist eilig! In einer halben Stunde muss ich zum Flughafen.« Ich zog mich aus, machte es mir selbst und kam. Da erschien Dave – genau rechtzeitig!

Ich warf mich auf den Fußboden, spreizte die Beine und schrie: »Komm, fick mich, aber kräftig! Gib alles!«

Er fuhr sein Rohr in meine Möse und bevögelte sie, dass ich stöhnend schrie und zitterte. »Schneller, tiefer, fester! Ich brauch das jetzt!«

Etwa fünfzehn Minuten vögelte er in mir herum, dann hatte ich genug. »Hau ab, es reicht, ich muss gleich los.«

Entsetzt schaute er mich an.

»Entschuldige, war nicht so gemeint«, sagte ich und küsste zum Abschied seinen schmalen Schwanz. Es kam ihm noch einmal, dann verschwand er.

Ich ging ins Bad, duschte eiskalt und machte mich fertig.

Kaum war ich angezogen, erschien Burt, um mich zum Flughafen zu bringen.

Unterwegs sagte ich ihm, dass ich so etwas von Miss Hockman nicht erwartet hätte und versprach ihm, dass wir sie gemeinsam für ihre frivole Tat bestrafen würden.

Zum Abschied strich ich noch einmal ganz vorsichtig über seinen Schwanz. Burt zuckte zusammen.

»Bitte nicht«, bat er, »wenn Sie in zwei Wochen wieder da sind, dann klappt es bestimmt wieder. Allerdings auf keinen Fall mit Miss Hockman.«

»Abwarten …«, sagte ich.

Und schon kam Miss Hockman lächelnd auf mich zu. Sie würdigte Burt keines Blickes, auch nicht, als ich mich von ihm verabschiedete.

32. Anna: Neue Stadt – neuer Sex!

Das Flugzeug war nur spärlich belegt und wir konnten es uns bequem machen. Nach dem, was mir Burt berichtet hatte, war ich jetzt sehr neugierig auf Miss Hockman. Trieb sie es nur mit Männern oder auch mit Frauen?

Luisa erzählte mir aus ihrem interessanten Leben. Für ihr Alter hatte sie schon allerhand erlebt, kannte anscheinend die halbe Welt. Ein festes Verhältnis mit einem Mann hatte sie nicht, wollte sie auch nicht.

»Einen Mann besorgt man sich dann, wenn man einen braucht, ist meine Devise. Ansonsten machen die nur Schwierigkeiten.«

Offenbar war mein erster Eindruck, sie für eine erzkonservative Geschäftsfrau zu halten, die nur für ihren Job leben würde und Sex reine Nebensache wäre, wohl mehr als falsch gewesen.

So konnte man sich täuschen!

***

Los Angeles empfing uns mit Sonnenschein. Das Hotel machte einen guten Eindruck. Die Suiten, mit Blick auf die Stadt waren vom Feinsten. Wir wohnten direkt nebeneinander.

»Jetzt ist es zwölf Uhr mittags und ich habe ein bisschen Hunger. Wollen wir uns in einer Stunde im Hotelrestaurant treffen?«, schlug ich vor.

»Ja, klingt gut. Dann bis nachher.«

Eine Hausdame fragte nach meinen Wünschen. Ob meine Koffer ausgepackt werden sollten, wann ich morgens geweckt werden wollte, ob mein Wagen mit Chauffeur bereitstehen sollte ...

»Die Koffer hätte ich gern sogleich ausgepackt. Danach möchte mich umziehen und um dreizehn Uhr mit meiner

Partnerin zu Mittag essen. Bitte reservieren Sie uns einen Tisch«, kam meine Antwort.

Die Hausdame nickte und verschwand freundlich lächelnd.

Ich ging ins Badezimmer und zog meinen Hosenanzug aus. Da klopfte es an der Zimmertür vom Badezimmer. Eine junge Frau mit kupferroten Haaren, Sommersprossen, zwei prallen Möpsen und einem Po zum Reinbeißen erschien. Ich stand ihr, nur mit BH und Slip bekleidet, gegenüber. Zwischen meinen Schenkeln begann es zu rumoren und ein dunkler Fleck erschien im knappen Slip. Ich war high! Was soll ich tun? Über sie herfallen? Sie abknutschen? Ihr unter den Rock fassen?

Meine Muschi zitterte und ich auch. Da riss ein weiteres Klopfen mich aus meinen Träumen. Noch eine junge Frau erschien. Sie wollte beim Kofferauspacken helfen.

Nun schauten mich beide Frauen bewundernd an. Ich drehte mich um und ging zu meinem Koffer, wo ich zielsicher meine Fickhöschen herausholte. Die mussten die jungen Damen ja nicht unbedingt sehen. Schlüpfer mit einem Kunstpenis oder sogar zweien sind ja schon etwas Ungewöhnliches. Also bat ich die beiden jungen Damen zu gehen und in einer halben Stunde wiederzukommen, denn ich hatte gerade keine Lust auf weibliche Gesellschaft.

Kaum waren die Frauen weg, zog ich die Hose mit dem größten Penis an. Meine Muschi machte einen Freudensprung. Ich setzte mich auf die Lehne von dem dicken Ledersessel, stellte mir die rothaarige Sexbombe vor, die als erste in der Tür gestanden hatte, und auf ging's!

Meine Muschi jubelte. Der erste Orgasmus in Los Angeles entschwand meinen Lenden. Es war herrlich! Eigentlich schade, dass es kein echter Schwanz war oder die Zunge von der Rothaarigen. Aber die würde mir nicht entgehen. Früher oder später würde auch sie in meinem Bett landen.

Nun beeilte ich mich, denn ich wollte Luisa nicht warten lassen. Vorsichtshalber zog ich ein gedecktes Kostüm an. In so einem eleganten Hotel sollte man nicht gleich am ersten Abend auffallen.

***

Luisa befand sich bereits an einem Tisch im Restaurant. Sie trug ebenfalls schlichte, elegante Kleidung, aber das tat sie wohl immer. Ihr Eindruck wirkte kühl und unnahbar. Die streng zu einem Knoten gekämmten Haare unterstrichen das Ganze. Aber dieses Erscheinungsbild war wohl gewollt.

Der Kellner beriet uns zuvorkommend, und so genossen wir ein vorzügliches asiatisches Menü, wie ich es selbst in China nicht besser gegessen hatte.

Nach dem Essen machten wir noch einen Spaziergang, bummelten bewundernd durch die bunte Stadt, kauften ein paar Kleinigkeiten und kehrten noch auf einen Kaffee in einen Coffee-Shop ein, um dann später erschöpft ins Hotel zurückzukehren.

Wir beschlossen, dass jeder nun für sich ein wenig Zeit hätte und wir uns erst morgen gegen achtzehn Uhr in der Hotelhalle wiedertreffen würden. Ich ging sofort ins Bett, las noch etwas und schlief traumlos bis in den Vormittag hinein.

Dass Luisa noch einmal losging, um sich nach Strich und Faden vögeln zu lassen, erzählte sie mir erst einige Tage später, nachdem wir uns näher kennengelernt hatten und wussten, was wir voneinander zu halten hatten.

Jedenfalls gaben wir ein gutes Gespann ab, obwohl Luisa mit Frauen absolut nichts am Hut hatte. Dafür aber mit Männern! Vorausgesetzt, sie waren keine Weicheier, hatten einen großen Riemen, der auch noch im Durchmesser einiges herzeigen konnte. Sie mussten dauerhaft vögeln können, Vorspiele und Zärtlichkeiten waren für sie Nebensache. Zustoßen mussten sie können, und das möglichst lange und möglichst fest bis brutal. Wenn einer nicht reichte, gebrauchte sie zwei, im Notfall auch drei.

Im Grunde genommen war Luisa genau nach meinem Geschmack, nur mit dem Unterschied, dass ich gern kuschelte und schmuste, und das nicht nur mit Männern. Zwar mochte Luisa auch Frauen, aber nicht im Bett und nicht zum Sex. Männer waren nach ihrer Meinung nur zu ihrer Befriedigung da, zu sonst nichts. Einen Schwanz hatte sie noch nie im Mund gehabt, fand das eklig.

In ihrer frühesten Jugend hatte sie mal beobachtet, wie ein Onkel von ihr mit ihrer Mutter allerhand Spielchen gemacht hatte, wie er ihr seinen Penis in den Mund gesteckt und sie gierig alles geschluckt hatte. Ihr Vater war derzeit auf Geschäftsreise gewesen.

Luisa hatte nie darüber gesprochen, weder mit ihrem Onkel noch mit ihrem Vater oder ihrer Mutter. Seitdem hasste Luisa sie, und auch die Männer. Männer benutzte sie nur zu ihrer Befriedigung und demütigt sie, wo sie nur konnte. Heiraten wollte sie auf gar keinen Fall!

33. Luisa: SexMonster

Luisa hatte, kurz nachdem Anna mit dem Fahrstuhl in ihr Stockwerk gefahren war, das Hotel verlassen. Sie setzte sich in ein Taxi, und auf die Frage des Fahrers, wo sie hinwollte, antwortete sie: »Dahin, wo man etwas erleben kann.«

»Was möchten Sie denn erleben?«, wollte er wissen.

»Ich möchte von einem richtigen Kerl gevögelt werden, und das in einer sauberen schönen Atmosphäre.«

Der Fahrer glaubte wohl, sich verhört zu haben, denn er fragte noch einmal nach. Er war ein Kerl wie ein Baum, noch jung, wahrscheinlich Student, aber mit einem riesigen Schwanz und scharf wie eine Rasierklinge.

»Ja, mein Junge, du hast richtig gehört, nun fahr endlich los!«

Er rief die Zentrale an und meldete sich für zwei Stunden ab.

»Warum der Anruf?«, fragte sie.

»Weil ich dich jetzt in die Hölle ficken werde!« Er grinste und fuhr los.

Luisa wurde es etwas mulmig zu Mute. Doch sie verspürte sofort Lust nach seinen Worten.

Er fuhr lange durch die vielen Straßen und hielt schließlich etwas außerhalb vor einen recht imposanten Haus, von dem er sagte, er wohnte ganz oben unter dem Dach. Die Außenbeleuchtung war angeschaltet, innen war alles stockdunkel.

»Meine Eltern sind in New York auf Geschäftsreise. Morgen Abend kommen sie wieder. Ich würde dich aber auch mitnehmen, wenn sie hier wären, denn sie sind in dieser Beziehung sehr tolerant. Mein Vater hat genauso einen schönen großen Schwanz wie ich.« Er grinste. »Komm, wir gehen rein. In zwei Stunden muss ich meinen Dienst wieder anfangen.«

»Wenn du glaubst, dass ich in zwei Stunden schon genug habe, kannst du mich gleich zurückfahren. In zwei Stunden fangen wir erst richtig an. Ich bin ein Sexmonster und kriege nie genug!«

»Nun gib mal nicht so an«, sagte der Taxifahrer, der sich ihr unter Tom vorstellte. Er schloss seine Wohnung auf und sie gingen ohne zu zögern ins Schlafzimmer, wo ein riesiges Doppelbett stand.

Sofort knöpfte sie seine Hose auf und streifte sie herunter. Ein riesiges Ding sprang ihr entgegen. Sie griff danach, konnte es kaum mit einer Hand umfassen.

»Das ist ja fantastisch!«, schrie sie und machte sich in Windeseile frei. So schnell hatte sie sich noch nie ausgezogen.

»Knall ihn rein, los, los, los!«

Sie legte sich auf den Rücken und er knallte ihr das riesige Ding in ihre Möse, bewegte sich erst langsam, dann immer schneller und schneller.

»Stoß fester, fester«, stöhnte sie. »Ah, oh, ah, jaaaa, mehr!«

Er stieß mit seinen rieseigen Hammer immer wilder, immer heftiger zu. Ein Höhepunkt jagte bei ihr den nächsten. Sie schrie einen Orgasmus nach dem anderen aus sich heraus, wurde immer zügelloser, krallte sich in seinem Rücken fest und schlang ihre Beine um ihn.

Irgendwann war auch er so weit und spritzte ihr eine geballte Ladung in ihre Fotze, sodass sie überlief.

»Oh, tut das gut«, heulte sie auf. »Mach weiter, du größter Ficker aller Zeiten!«

Tom holte zum nächsten Schlag aus. Er wühlte mit seinem riesigen Apparat in ihrer Möse herum und sie kam wieder, und heulte und winselte nach mehr, konnte nicht genug kriegen.

Nach einiger Zeit kam auch er wieder und explodierte ein zweites Mal in ihr. Sie zitterte wie Espenlaub und bettelte: »Hör auf, mach mal eine kurze Pause.«

Er kannte aber kein Erbarmen. Sein Ständer blieb knallhart und seine Lust steigerte sich noch mehr. Er drehte sie einfach um, packte sie von hinten und stülpte sie sich erneut über. Sie jaulte vor Wollust, und streckte ihm ihren schmalen Arsch noch fester entgegen. Wie ein Kreisel bewegte sie sich und er rührte ohne Ende in ihr herum. Zwei Sexmaschinen waren aufeinander geraten. Jetzt kamen sie zur gleichen Zeit. War es Himmel oder Hölle?

Sein Schwanz wurde etwas kleiner, dann zog er ihn aus ihr heraus.

Da wurde sie sauer. »Du verdammter Schlappschwanz!«, schrie sie. »Soll das schon alles gewesen sein?«

»Nein, natürlich nicht. Ich werde erst aufhören, wenn du keinen Ton mehr von dir gibst.« Er legte sie wieder auf den Rücken und versuchte ihr seinen Penis in den Mund zu rammen.

»Wage es ja nicht, mir deinen Dreckschwanz in den Mund zu schieben! Ich beiße ihn dir ab, darauf kannst du dich verlassen.«

Das schreckte ihn zwar zurück, steigerte aber auch seine Lust. Jetzt spreizte er ihre Schenkel und vergrub sein Gesicht dazwischen. Er leckte in ihrer ausgefransten Möse herum, nahm ihren Kitzler zwischen die Zähne uns bearbeitet ihn. Sie zitterte wieder am ganzen Körper, heulte vor Lust, boxte mit ihren kleinen Fäusten auf seinem Rücken herum. Ein nicht enden wollender Orgasmus kam zu Vorschein und sie heulte wie eine Sirene, umklammerte seinen Kopf und bewegte ihren Hintern auf Teufel komm raus. Jetzt blieb ihm fast die Luft weg. Er riss ihre Beine auseinander und befreite sich aus der Umklammerung. Sein Riemen stand noch immer. Wie war das nur möglich? Schwer atmend legte er sich auf den Rücken, um eine kleine Verschnaufpause einzulegen.

Luisa streichelte sein dickes Rohr, dann sattelte sie auf und schob sich das Prachtexemplar in ihre Möse, um zum letzten Ritt zu starten. Langsam bekam auch sie genug.

Eins stand schon mal fest: So lange, so schön und so unbarmherzig war sie noch nie gevögelt worden! Das durfte nicht das letzte Mal gewesen sein – koste es, was es wolle. Vielleicht besuchte er sie einmal in San Franzisco.

Sie ritt noch eine Attacke und Toms Schwanz tat das seine. Nach einigen Minuten kamen beide ein letztes Mal, dann sanken sie kraftlos auf ihr Laken. Sie hatten über fünf Stunden fast pausenlos gevögelt – sicher ein Weltrekord!

Sofort schliefen beide ein.

***

Als Luisa gegen Mittag wach wurde, stieg ihr herrlicher Kaffeeduft in die Nase. Außerdem lag ein nackter Mann namens Tom auf ihr und rührte mit seinem mächtigen Schwanz in ihrer Möse herum. Es tat ein bisschen weh, denn ihre Pflaume war ziemlich trocken, was sich aber schnell änderte. Ruck zuck kam sie wieder in Fahrt und die Vögelei fing von vorn an.

»Du wirst mir langsam zu schwer. Nimm mich von hinten«, keuchte Luisa.

Er erfüllte ihr den Wunsch und drehte sie um. Schon kniete sie vor ihm und streckte ihm ihr geiles Gesäß entgegen. Er schob erst mal seinen Mittelfinger ins Loch und bewegte ihn hin und her. Als er den Kitzler berührte, zuckte sie zusammen.

»Hör mit der blöden Spielerei auf«, schnaubte sie. »Schieb ihn endlich rein!«

Er stach zu, sein Pimmel verschwand spurlos in ihr. Wie in einer so schmalen, kleinen Person so viel Platz für solch einen Riesen sein konnte, war ihm ein Rätsel.

»Nun beweg dich endlich!«, schimpfte sie.

Das tat er, und zwar so heftig, dass sie aufschrie.

Erschrocken stellte er seine Bemühungen ein.

»Was ist denn jetzt schon wieder los? Kannst du nicht mehr oder willst du nicht mehr?«

»Dir werde ich's jetzt zeigen«, brummte er. Er packte sie und bewegte sie hin und her, und hin und her, immer schneller, immer heftiger.

»Oh, was kannst du gut vögeln!«, schrie sie. »Mach weiter, weiter, weiter!« Und schon kam es ihr wieder.

»Wenn du mir keinem blasen willst, fick ich dich jetzt in den Arsch«, motzte er.

»Das riesige Ding passt da bestimmt nicht rein, obwohl ich es gern einmal probieren würde«, meinte sie.

»Du musst nur ganz locker und entspannt sein, den Arsch nicht zusammenkneifen, dann geht es bestimmt. Warte, ich hole eine Salbe aus dem Bad.«

Er kam wieder, hatte irgendeine Tube in der Hand und schmierte ihr das Buhloch ein. Er drückte einfach zu und verschmierte ihr die Rosette mit der halben Tube.

Zur Probe steckte er den Finger hinein – der passte.

Dann packte er sie wieder bei den Hüften, sie machte die Beine breit, und so schob er ihr seine Kanone von achtern in die kalte Küche. Sie erschrak und jaulte auf. Und schon war er drin.

Erst mal hielt er still.

»Oh, wie schön«, schwärmte sie, »und jetzt fang mal ganz langsam an, aber wirklich langsam.«

Mit der linken Hand bewegte er sich in Richtung Möse, ging mit zwei Fingern hinein und zog vorsichtig an ihrem Kitzler hin und her. Gleichzeitig bewegte er sich in ihr.

Sie schluchzte vor Wonne. »Mach immer weiter. So muss es im Himmel sein. Wahnsinn!«

Er vögelte langsam in ihrem Po herum und verpasste ihr eine gute Ladung. Sie schnurrte vor Lust wie eine Katze. Er wollte ihre kleinen Möpse ein bisschen streicheln, das mochte sie aber nicht. »Steck deine Finger lieber in meine Möse und Spiel am Kitzler herum«, bettelte sie. Und wieder kam sie!

»Wie kann eine Frau nur stundenlang vögeln und immer

und immer wieder zu Höhepunkten kommen?«, raunte er. »Das ist wie ein Wunder.«

Das Wunder hörte diesmal schneller auf, als er dachte. Sie hatte plötzlich keine Lust mehr und ging mit ihm unter die Dusche, wo sie ihm sein Ding mit nicht für möglich gehaltener Zärtlichkeit wusch. Und wieder kam er.

Dann steckte Tom noch einmal zwei Finger in sie hinein, um sich von ihrer Muschi zu verabschieden.

Sie tranken noch zusammen Kaffee, dann fuhr er sie zurück ins Hotel. Inzwischen war es schon sechzehn Uhr.

»Ruf mich an, wenn dir nach mir ist«, sagte Tom und übergab ihr seine Visitenkarte.

Sie lächelte vielversprechend und verschwand im Hotel.

34. Anna: Der Grieche

Als ich am nächsten Morgen wach wurde, bestellte ich mir Frühstück aufs Zimmer. Ich war noch müde, hatte auch keine Lust, mit jemanden zu sprechen oder etwas zu unternehmen. Auch meine geliebte Muschi hatte keine Lust, war fast trocken, was überhaupt nicht zu ihr passte.

Ich nahm lustlos mein Frühstück zu mir, dann legte ich mich eine Stunde in die Wanne. Es war einfach nichts los mit mir.

So entschied ich mich, etwas ganz anderes zu tun und wollte, wenn ich schon in Los Angeles war, über den »Walk of Fame« laufen. Dazu bestellte ich mir ein Taxi und ließ mich direkt zum Hollywood Boulevard fahren. Das brachte mich in wesentlich bessere Stimmung.

Ich bekam Lust auf eine Shopping-Tour und landete in einer edlen Boutique. Dort hing ein Hosenanzug, der mir sofort ins

Auge sprang. Knallrot, sexy, schick. Mit Hilfe einer Verkäuferin probierte ich ihn an. Leider war die Hose etwas zu weit.

»Wir haben eine eigene Schneiderei, die Ihnen den Hosenanzug innerhalb kürzester Zeit passend zurechtschneidern könnte«, schlug die hübsche Verkäuferin vor.

Dem stimmte ich gern zu.

Der Schneider, ein netter, gut aussehender Typ, fummelte an mir herum. Die Hose musste genau da, wo meine empfindlichsten Stellen waren, enger gemacht werden.

Der Schneider war nervös, schaute mich verlegen an und vollendete sein Werk. Meine Muschi wurde hellwach und feuchter als erlaubt war. Am liebsten hätte ich den Kerl sofort in eine der Umkleidekabinen geschleppt.

»Wann ist der Anzug fertig?«, fragte ich.

»In etwa zwei Stunden«, antwortete der Schneider.

»Können Sie mir den Anzug ins Hotel bringen lassen?«

»Selbstverständlich. Das gehört zum Service unseres Hauses. Bitte gehen Sie zur Kasse, zahlen Sie die Rechnung und hinterlassen Sie ihre Hotelanschrift. Ich werde dafür sorgen, dass der Anzug pünktlich bei Ihnen ist.«

»Ich danke Ihnen.« Seine leicht braungebrannte Haut und seine strahlend braunen Augen faszinierten mich.

»Kann ich noch etwas für Sie tun?«, wollte er wissen, hatte wohl mein Zögern bemerkt.

»Wo kommen Sie her, wenn ich fragen darf?« Meine Neugierde war stärker als mein Anstand.

»Aus Europa. Ich bin Grieche.«

Kurz darauf zahlte ich an der Kasse. Frohgemut und voller Erwartung verließ ich das Haus. Endlich mal wieder ein Kerl zum Vernaschen, und noch dazu ein bildhübscher junger Grieche, so einen hatte ich noch nie. Das würde ein Fest!

***

Ich trank in der Hotelhalle noch einen Sekt, dann schwebte ich lächelnd nach oben in meine Suite, legte mich in den großen Ledersessel und träumte vom Griechen. Ich würde ihn in einem hauchdünnen Negligé und einem durchsichtigen Slip empfangen, ohne BH. Darüber käme mein blütenweißer Morgenmantel. Dann bäte ich ihn, Platz zu nehmen, würde ihm einen Drink anbieten.

Als nächstes käme die Anprobe. Ich würde meinen Morgenmantel ausziehen, dann das Negligé und ihn bitten, mir die Anzughose zu reichen. Langsam und mit aufreizender Bewegung stiege ich in die Hose ein und würde sie zuknöpfen.

Er würde sich vor mich knien, um im Schritt zu prüfen, ob sie jetzt passte. Er würde unruhig werden, mir leicht über den Po streichen. Wahrscheinlich streifte er dann wie zufällig meine Muschi. In diesem Moment würde ich seinen Kopf gegen meine Schenkel drücken und er würde mir die Anzughose abstreifen. Ich stieße ihn dann einfach um, würde erst sein Hemd öffnen und seine schwarz behaarte Brust kraulen, dann seine Hose aufknöpfen und seinen wohlgeformten Schwanz in den Mund nehmen. Ich würde ihn blasen, dass ihm Hören und Sehen verginge. Kurz bevor er zum ersten Höhepunkt käme, würde ich mich auf ihn setzen und seinen herrlichen Penis in meiner Muschi verschwinden lassen. Er würde in mir explodieren und ich vor Wonne und Geilheit erzittern, weil es mir so gewaltig käme.

Meine vollgespritzte Möse würde ich ihm dann aufs Gesicht setzten und ihn bis in alle Ewigkeit lecken lassen.

Halleluja!

Ehe er wieder in sein Kaufhaus müsste, würde er mich noch von hinten vögeln und ich würde noch zwei Höhepunkte haben. Dann entschwände er lächelnd und würde mir versichern, dass er jetzt jeden Tag käme. Oh, wie wunderbar!

***

Ich erwachte aus meinem schönen, feuchten Traum. Meine Muschi kochte fast über und alles war feucht. Ich fühlte mich richtig wohl.

Als ich auf die Uhr schaute, stellte ich fest, dass mein griechischer Schneider schon in einer halben Stunde hier sein müsste. Also stand ich auf und stellte fest, dass auf dem braunen Ledersessel ein großer dunkler, klebriger Fleck war. Sofort holte ich einen Lappen aus dem Bad und versuchte den Fleck zu beseitigen. Provisorisch legte ich erst einmal ein Kissen drauf.

Im Bad wusch ich mich gründlich, sprühte meine Muschi wohlduftend ein und zog ein frisches Negligé, Höschen und einen BH an. Darüber kam der Morgenmantel. Nun harrte ich der Dinge, die da kommen würden.

Bei dem Gedanken an den smarten Griechen kribbelte es schon wieder zwischen meinen Schenkeln und meine Muschi wurde etwas feucht. Es war einfach schlimm mit mir!

Mit einem Waschlappen wischte ich noch einmal durch meine Muschi, damit sie nicht wieder anfing zu tropfen. Plötzlich klingelte das Telefon. Die Rezeption war dran.

»Mrs Lynn, hier ist ein junger Mann mit einem Paket für Sie. Soll er es hier abgeben oder soll ich ihn hinaufschicken?«

»Schicken Sie ihn bitte herauf. Ich warte schon auf die Lieferung, brauche sie dringend!« Im wahrsten Sinne des Wortes, wie meine Muschi schon wieder unruhig bestätigte.

Ich war vollkommen aus dem Häuschen, als es nach wenigen Minuten an der Tür klopfte. Schnell erhob mich und öffnete. Die Enttäuschung schien mir ins Gesicht geschrieben zu sein. Unsicher stand dort eine Hausdame, die mich entschuldigend anlächelte. »Das soll ich Ihnen geben. Der junge Mann war offenbar in Eile. Falls es nicht passt, so sagte er, möchten Sie sich bitte wieder bei ihm melden.«

Ich war wütend, sauer und genervt, konnte mich kaum beherrschen. Unsanft nahm ich ihr das Paket aus der Hand und bedankte mich kühl. Augenblicklich schloss ich die Tür, drehte mich um und knallte das Paket in eine Ecke. Zu tiefst enttäuscht setzte ich mich in meinen Ledersessel und fing hysterisch an zu heulen.

Warum war er nicht heraufgekommen, wo ich ihn so nötig hatte? Ich verging fast vor Verlangen nach einem Kerl! Noch immer sauer, holte ich das Paket und riss es auf. Da fiel ein Foto heraus. Es war ein Familienfoto von dem verdammten Griechen. Eine bildschöne Frau saß mit ihm an einem Tisch, daneben drei süße Kinder.

Auf der Rückseite des Fotos standen fünf Buchstaben:

SORRY!

Ich heulte wie ein Schlosshund, zog mich aus und ging ins Bad unter eine eiskalte Dusche. Darunter blieb ich so lange, bis ich anfing zu frieren. Zitternd verließ ich das Bad, warf mich in meinen Ledersessel, nahm mir aus der Obstschale eine Banane und steckte sie in meine Möse. Ich schnappte bald über vor Lust und vor Wut, wühlte wild mit der Banane in meiner Vagina herum und wurde immer heftiger dabei. Die Lust wollte einfach nicht nachlassen.

Da klopfte es an der Zimmertür. Luisa meldete sich.

»Einen Augenblick, bitte«, rief ich, warf meinen Morgenmantel über und öffnete.

Luisa kam herein und schaute mich entsetzt an. »Anna, wie sehen Sie denn aus?«

Ich brach wieder in Tränen aus und ging zurück zu meinem

Sessel. Luisa folgte mir. Da sah sie die ziemlich demolierte Banane und neben dem Sessel das aufgerissene Paket und das Familienfoto vom Griechen.

»Anna, haben Sie das nötig?«, fragte sie.

»Ich glaube, ich drehe durch. Ich brauche unbedingt einen Kerl oder eine heiße Schwester. Ich kann bald nicht mehr.«

»Das sollte eigentlich kein Problem sein. Das haben wir gleich. Leider ist es mir nicht möglich, selbst zu helfen, da ich nicht auf Frauen stehe. Ich vögle nur mit knackigen Kerlen. Und genau so einen werde ich Ihnen jetzt besorgen!«

Luisa ging zum Telefon, wählte und sagte: »Hallo Tom, hier ist Luisa. Bist du wieder bei Kräften? Wie wär's, hast du Lust auf einen flotten Dreier?«

»Klar, warum nicht?«, antwortete er. »Wenn die andere aber genauso wild ist wie du, weiß ich allerdings nicht, wie lange ich das durchhalte.«

»Wenn du uns nicht beide schaffst, ziehe ich mich zurück. Denn meine Chefin hat es im Augenblick viel nötiger als ich. Bitte komm sofort!«

»Ich bin in einer halben Stunde bei euch«, keuchte er voller Lust.

»Jetzt gehen Sie bitte sofort ins Bad zum Aufmöbeln. So wie Sie aussehen, verheult, verschmiertes Make-up, zerzauster Bär, so bekommt kein Mann Lust auf Sie – auch wenn Sie über einen der schönsten Ärsche verfügen, die ich je gesehen habe.«

Nun konnte ich schon wieder lachen. Es ging mir viel besser. Also ging ich ins Bad und brachte mich in Ordnung.

Vorher warf ich Luisa noch ein Fickhöschen zu, eins mit dem größten Kunstpimmel, den es in der Serie gab. »Schau dir das mal an. Du wirst begeistert sein!«

35. Anna: Ein richtiger Kerl

Als ich nach zwanzig Minuten topfit und schön aus dem Bad kam, ging Luisa kreuz und quer mit verklärtem Gesicht durch den Raum. Im gleichen Augenblick schüttelte sie sich, es kam ihr. Dann grinste sie mich an. »Anna, wo haben Sie das denn her? Das ist ja ein Höllending. Es macht einen ja fast wie ein richtiger Kerl an. Oh, ich glaube, ich komme schon wieder.«

In diesem Augenblick klopfte es.

Ich machte auf. Ein hübscher, junger, großer, breiter Kerl stand in der Tür.

»Komm herein«, rief Luisa, »es gibt viel zu tun für dich. Zwei scharfe Weiber wollen dich vernaschen.«

Was er sah, erfreute ihn. Die schmale heiße Luisa, deren Qualitäten er schon genossen hatte und mich.

»Das ist der geilste Arsch, den ich je gesehen habe«, tönte er und strich zur Begrüßung gleich darüber. Ich schäumte vor Lust. Endlich ein richtiger Kerl!

»Schnapp ihn dir!«, rief Luisa.

Im Nu hatte er sich ausgezogen, warf ein riesiges Kissen auf den dicken flauschigen Teppich und legte mich so auf den Rücken, dass ich das Kissen direkt unter dem Po hatte. Meine Muschi, leicht geöffnet, strahlte ihn an.

Er zeigte mir seinen Penis.

»Was für ein Ding!«, jubelte ich. »Groß, dick, leicht gebogen, herrlich geformt. Nur rein damit!«

Meine Möse war so feucht, dass sein riesiges Ding ohne Mühe eindrang. Er begann sofort mit seinen kräftigen Bewegungen. Eine Hand hatte er unter meinem Po, mit der anderen massierte er meine Möpse. Ich keuchte vor mich hin und bewegte mich im gleichen Takt. Oh, wie war das schön! Scheiß auf den blöden Griechen. Was Besseres als diesen stämmigen Vögler konnte ich doch gar nicht bekommen.

Luisa trug immer noch mein geiles Fickhöschen, offenbar hatte sie Spaß daran. Sie setzte sich auf den Rücken meines Rammlers, drückte ihre Schenkel ganz eng an ihn und bewegte sich so im gleichen Rhythmus.

»Welch ein Wunder«, keuchte sie, »da vögelt ein Mann zur gleichen Zeit zwei Frauen und beide haben einen strammen Pimmel in ihrer Muschi. Der Erfinder dieses Wunderwerkes ist ein Genie!«

Ich bekam ihre Schwärmerei nur am Rande mit, war ganz konzentriert auf diesen tollen Mann. Was für ein Schwanz! Was für Hände, die fast überall zur gleichen Zeit waren, dass man meinte, es wären viel mehr. Er küsste mich leidenschaftlich, zog sein Riesending ganz langsam heraus, um es im nächsten Moment mit voller Wucht wieder einzufahren. Ich schrie vor Lust. Luisa funkelte mich an, auch bei ihr war es wieder soweit und sie hatte mit mir fast zur gleichen Zeit einen riesigen Höhepunkt.

Toms Prachtstück blieb groß und steif. Wo nahm der nur die Kraft und die Ausdauer her? Wir vögelten uns voller Wonne durch den Nachmittag. Zwischendurch zog er seinen Schwanz heraus, rutschte etwas höher und beförderte sein Prachtstück zwischen meine Möpse. Dazwischen bewegte er sich hin und her, bis er wieder ein Stück höher rutschte und zwischen meinen Lippen landete. Ich nahm die Herausforderung an, trotz Luftnot, denn das Ding war richtig dick. Ich lutschte so lange an ihm herum, bis er sich entlud. Eine Welle spülte in mich hinein und ich dachte, ich müsste ertrinken. Luisa mochte das nicht sehen. Sie stand auf und zog mein kostbares Fickhöschen aus.

Ich lief ins Bad, um meinen Mund auszuspülen und die Zähne zu putzen. Was da gerade herausgekommen war, war doch ein bisschen viel gewesen. Ich gurgelte mit Mundwasser, dann ging ich zurück, wo mir Luisa freudig zurief: »Jetzt bin ich dran!«

Sie kniete vor ihm. Tom hatte sein riesiges Rohr in sie hineingejubelt und stieß zu, als wenn er ein Rammbock wäre.

»Stoß fester!«, schrie sie. »Fester, fester!«

Jetzt bricht sie bestimmt auseinander, dachte ich. Aber nein, sie wurde immer wilder. Er orgelte in ihr herum, dass einem angst und bange werden konnte.

»Du bringst sie ja um«, protestierte ich.

»Ich bringe sie nicht um, die braucht das! Wenn ich nachlasse, bringt die *mich* um!«

»Quatsch nicht! Beweg dich, du Schlappschwanz«, fauchte Luisa. »Wenn du nicht willst, vögle ich mich selbst.«

»Wie geht das denn?«

»Das zeige ich dir, wenn du nicht mehr kannst.«

Er packte sie wieder bei den Hüften und knallte in sie hinein. Immer fester, immer schneller, und sie tobte vor Lust, konnte nicht genug bekommen.

So etwas hatte ich noch nie erlebt. Da bekam man es wirklich mit der Angst zu tun. Diese Luisa schaffte doch kein Mann!

Irgendwann machte er schlapp, zog sich aus ihr heraus und lehnte sich gegen einen Sessel – atemlos.

»Jetzt zeige ich dir, dass wir dich eigentlich überhaupt nicht brauchen«, sagte Luisa zu Tom.

Sie holte sich das Fickhöschen, das ich ihr geschenkt hatte und hielt es hoch. »Schau her«, sagte sie, »da ist ein Pimmel drin, fast so schön, wie deiner. Aber dieser hier macht nie schlapp.«

Sie zog die Hose an und er sah, wie das große Ding in ihrer Möse verschwand. Dann setzte sie sich auf die Lehne von dem großen Ledersessel und fing an, darauf herumzureiten. Sofort wurde sie wieder scharf. Ihre Augen funkelten und sie fing leise an zu stöhnen.

»Das darf doch nicht wahr sein«, flüsterte Tom.

»Da gibt es noch etwas Besseres«, warf ich ein und holte das andere Fickhöschen mit zwei Schwänzen, das ich sofort anzog.

Tom sah fasziniert zu, wie der Kunstschwanz in mir verschwand.

»Zieh das Ding aus und knie dich hin!«, befahl ich Luisa mit lauter Stimme.

Erschrocken tat sie, was ich sagte.

Ich kniete mich hinter sie und ehe sie sich versah, hatte ich den riesigen Kunstpimmel in ihre Möse geschoben. Luisa jaulte auf, offenbar vor Schreck, denn damit hatte sie wohl nicht gerechnet. Ich vögelte sie von hinten, als ob ich ein Kerl wäre und sie bewegte ihren Hintern wild im Kreis.

»Stoß zu!«, schrie sie. »Das ist ja der helle Wahnsinn!«

Nach einer Weile kamen wir beide zusammen, machten aber munter weiter und wurden immer wilder und wilder. Es war unglaublich! Die Schwänze blieben natürlich groß und steif, und wir fanden kein Ende. Als wir aus unserer Ekstase erwachten, war Tom weg.

Ich erinnerte mich schwach, dass er uns mit Panik im Blick beobachtet und dann geschrien hatte: »So versexte Weiber hab ich noch nie gesehen!«

36. Anna: Geschäftliches

Ich ließ für Luisa eine Wanne ein. Ich selbst ging unter die Dusche. Anschließend bestellten wir uns Steaks und Salat beim Zimmerservice.

»Ich glaube, wir haben einiges zu besprechen«, sagte ich.

»Der Meinung bin ich auch«, erwiderte Luisa grinsend.

In diesem Augenblick kamen die Steaks und enthoben mich eines Anfangs des Gesprächs.

Doch nach dem Essen sagte ich: »Morgen müssen wir früher aufstehen, denn wir sind auf dem Schiff mit Kapitän George Bennett verabredet. Er wird uns das Schiff zeigen und uns mitteilen, was alles in Ordnung gebracht wird. Wir können dann täglich die Arbeiten verfolgen, da jeden Tag ein Kurzbericht geschrieben werden soll, bei dem der Kapitän behilflich sein wird. Ich nehme an, deine Aufgaben, die du an Bord hast, sind dir bekannt?«

Luisa nickte.

»Gut, dann zu uns. Damit meine ich unsere persönliche Situation und unser Verhältnis zu einander. Dass über alles, was wir zu besprechen haben, zusammen erlebt haben und möglicherweise noch erleben werden, strengste Diskretion herrscht, ist hoffentlich selbstverständlich!«

»Aber natürlich«, bestätigte Luisa.

»Wie ich jetzt weiß«, fuhr ich weiter fort, »sind wir beide sexuell aktiv und das wahrscheinlich weit über die Norm hinaus. Trotzdem trennt uns etwas, was gemeinsame Erlebnisse erschwert, um nicht zu sagen, verhindert: Und zwar, dass du ausschließlich Männern zugetan bist, wenn ich das richtig beurteile, und ich hingegen bin bisexuell – mir macht es also mit beiderlei Geschlechtern gleichgroßen Spaß. Das sollten wir beide respektieren.«

Luisa pflichtete mir bei und sagte: »Aus meiner frühesten Jugend habe ich Erlebnisse, die für mich Geschlechtsverkehr mit Frauen unmöglich machen. Es gibt sogar Frauen, darunter meine Mutter, die ich hasse. Ansonsten gehe ich mit Frauen auf allen Ebenen ganz normal um.«

Ich nickte verstehend.

»Männer liebe ich auf meine Weise«, erzählte Luisa weiter. »Männer müssen stark sein, dicke, große Schwänze haben und brutal zustoßen können. Zärtlichkeiten und Vorspiele sind überflüssig für mich. Ausdauer müssen sie haben und stundenlang vögeln können. Im Notfall nehme ich mir auch gleich zwei vor. Was mir nicht gefällt: blasen! Das finde ich zum Kotzen! Aber eine starke Zunge in der Möse zu haben, ist jeder Zeit bei mir willkommen.«

Ich lachte. »Das kann ich sehr gut nachvollziehen.«

»Was mich allerdings fasziniert, ist dieses Fickhöschen, das du mir gestern geschenkt hast. Das macht einen im Notfall unabhängig von Schlappschwänzen, und die Höschen sind jederzeit verfügbar. Ich würde mir allerdings wünschen, diese Fickhöschen mit noch größeren Penissen herzustellen. Hingegen ist das Höschen mit dem Doppelpenis innen und außen für mich nicht brauchbar. Dieser Akt mit dir wird eine einmalige Ausnahme bleiben.«

»Ich gebe dir die Telefonnummer der Dame, die diese Dinger verkauft. Du solltest ihr aber gleich am Telefon sagen, dass du nicht auf Frauen stehst. Denn Senta Brown ist lesbisch. Die geht ohne Rücksicht auf Verluste an jede Frau ran. Das kannst du nur vermeiden, wenn du es ihr von Anfang an klarmachst. Neben ihrem lieben Wesen reizen mich ihr großer, knackiger Hintern und die dicken Schenkel. Auch ihr Busen ist für eine Lesbe oder Bisexuelle ein Genuss.« Ich blickte auf die Uhr. »So, nun haben wir aber lange genug gequatscht. Ich werde dich jetzt rauswerfen, denn morgen früh wollen wir uns pünktlich um acht Uhr im Frühstücksraum treffen, da ich zwischen neun und zehn Uhr an Bord sein möchte.«

»Okay. Gute Nacht, Anna. Schlaf gut.«

»Gute Nacht, Luisa.«

Mangels Mann zog sich Luisa noch einmal das Fickhöschen an und marschierte los. »Oh, was tut das gut«, murmelte sie vor sich hin.

Ich sah ihr grinsend nach und ging sofort zu Bett.

***

Am nächsten Morgen kam meine Erinnerung daran, dass ich wunderschön geträumt hatte, ganz ohne Sex – welch ein Wunder! Heute musste allerdings ein Kerl her, oder eine stramme Schwester, egal! Jedenfalls hatte ich Lust, und die nicht zu knapp.

***

Der Empfang an Bord war freundlich-geschäftsmäßig und ein wenig zurückhaltend. Scheinbar hielt man hier nichts von Frauen, die einem auf die Finger schauten und einen kontrollierten.

Luisa hatte fachlich bestimmt einiges drauf. Ich kannte Frank und seine großen Ansprüche. Wenn Luisa nicht topp gewesen wäre, hätte er sie nicht genommen. Also stellte ich sie mit gutem Gewissen vor.

Man brachte uns in eine Kabine im Unterdeck, wo zwei Overalls mit passenden Arbeitsschuhen und zwei Helmen lagen.

»Falls Sie Hilfe beim Umkleiden brauchen, ich helfe gern«, sagte ein junger Ingenieur grinsend.

»Hauen Sie ab«, fuhr ich ihn grinsend an. »Wir sind doch keine kleinen Kinder.«

»Eben deshalb«, erwiderte er.

Wir knallten ihm die Tür vor der Nase zu und zogen uns um.

»Schade, dass wir sind, wer wir sind«, meinte Luisa, »den würde ich mir sonst sehr gern vornehmen.«

Nach kurzer Zeit kamen der Kapitän, der erste Offizier, zwei Ingenieure, ein Innenarchitekt und noch ein paar andere Mitarbeiter. Man stellte uns der Gruppe vor. Als der junge Ingenieur, der uns beim Umkleiden hatte helfen wollen, erfuhr, dass ich die Frau vom Reeder und Luisa eine seiner leitenden Angestellten war, bekam er knallrote Ohren und schaute mich verlegen an. Ich lächelte ihm aufmunternd zu und schon grinste er wieder.

Ein Rundgang von etwa drei Stunden endete mit einem rustikalen Mittagessen. Bei der anschließenden Besprechung staunte ich über die Kompetenz von Luisa. Denn sie glänzte mit großem Fachwissen, wie ich es erwartet hatte. Die Mitarbeiter erstarrten fast vor Ehrfurcht.

Der junge Ingenieur brachte uns zurück zu unserer Kabine.

»Na, wollen Sie uns jetzt beim Umziehen helfen?«, fragte Luisa.

»Wenn Sie es wünschen, jederzeit! Aber ich schätze, dass Sie das selbst können bei ihren Fachkenntnissen.«

Luisa schaute ihn an. »Wie lange sind Sie schon bei der Reederei beschäftigt?«

»Das ist meine erste Reise. Nach Beendigung wird entschieden, ob ich diesen Job bekomme.«

»Wie ist Ihr Name?«

»Michail Koslow.«

»Sind Sie russischer Herkunft?«

»Ja, ich bin in St. Petersburg geboren. Als ich zwei Jahre alt war, sind meine Eltern mit mir in die USA ausgewandert.«

»Bitte melden Sie sich morgen Vormittag um elf Uhr in meinem Büro.«

Er nickte und verschwand.

Nachdem wir uns umgezogen hatten, gingen wir in unser Büro. Es war eine mittelgroße Kabine, die mit Büromöbeln, Telefon, Fax und Computer ausgestattet war. Luisa schrieb ihren ersten Kurzbericht und gab ihn mir zu lesen.

»Ich finde deinen Bericht hervorragend. Kurz und bündig, und absolut aussagekräftig. So lieben es die zuständigen Mitarbeiter in der Direktion.«

Sofort mailte Luisa ihn zur Reederei.

Der Kapitän, der nun uns überprüfte, was wir denn im Büro machen würden, nickte zufrieden und verließ die Kabine kurz darauf wieder. Er war freundlich, aber kühl. Freunde würden wir sicher nicht werden. Er war einer unserer besten Kapitäne, aber ein Macho erster Güte. Frauen in leitender Position, die auch noch über ihm standen, waren ihm wohl ein Gräuel. Aber was sollte er schon machen? Da musste er wohl durch.

37. Anna: Chauffeursschwanz

Wir verließen das Schiff gegen siebzehn Uhr und bummelten ein wenig durch den Hafen. Unser Chauffeur holte uns später ab und brachte uns zum Abendessen in ein wunderschönes Restaurant. An unserem Nebentisch saß ein bekannter amerikanischer Schauspieler mit seinem Gefolge. Er machte wohl eine Pause zwischen den Dreharbeiten.

»Wenn ich den heute Abend im Bett hätte, wäre der Abend gerettet«, flüsterte Luisa.

Ich nickte. »Stimmt, den würde ich auch nicht von der

Bettkante stoßen.«

»Und wo bekommen wir nun einen Mann her?«

»Ich weiß nicht. Aber mir wäre auch nach einem strammen Schwanz.« Ich seufzte und sah auf mein Handy.

»Vielleicht hat unser Chauffeur eine Idee«, schlug Luisa vor.

»Soll ich ihn fragen?« Ich grinste und Luisa nickte.

***

»Wo darf ich die Damen hinbringen?«, fragte der Chauffeur wenige Minuten später.

»Dahin, wo etwas los ist, und wo man nette Leute kennenlernen kann«, sagte Luisa.

»Nette Frauen oder nette Männer?«

»Beides«, antwortete ich schnell.

Er grinste in sich hinein, wusste wohl genau, was wir wollten und fuhr los. Es war noch früh am Abend und noch nicht viel los. Das sprach ich laut aus.

»Das wird sich bald ändern«, beruhigte mich unser Fahrer. »Ich möchte nicht aufdringlich sein, aber trotzdem lieber fragen: Möchten Sie Los Angeles allein erkunden oder soll ich Sie für alle Fälle begleiten? Es ist nicht ganz ungefährlich, besonders für zwei so gut aussehende Frauen, wie Sie beide.«

Luisa meinte: »Ich glaube, wir können uns ganz gut allein beschützen. Wenn Sie aber meinen, es wäre ratsam, einen männlichen Begleiter dabei zu haben und meine Partnerin nichts dagegen hat, warum nicht?!«

Ich hatte natürlich nichts dagegen, war eigentlich froh, in einer völlig fremden Stadt männlichen Schutz zu haben. Und dann noch von einem durchtrainierten, stämmigen Kerl, dem man sich bestimmt gut anvertrauen konnte. Ich wollte nicht erleben, wenn den jemand angreifen würde.

Unser Chauffeur stellte sich als Charlie Kinnear vor und

suchte einen Parkplatz. Er schien sich wirklich sehr gut auszukennen in dem Gewirr von Straßen und Wegen.

Es ist noch nicht viel los, also zeige ich Ihnen ein schönes Museum, wenn es Ihnen recht ist.«

»Machen Sie mit uns, was sie wollen«, erwiderte ich.

»Okay.« Er grinste anzüglich. »Gehen wir es also an.«

Kaum hatten wir das Museum betreten, musste er auf die Toilette.

»Du oder ich?«, fragte Luisa.

»Mit wem Charlie vögelt, überlassen wir einfach ihm, okay?! Wie ich ihn einschätze, wird er auf jeden Fall einen Versuch bei uns starten. Garantiert ist er ein scharfer Hund. Aber diejenige, die nicht von ihm ausgewählt wird, sollte nicht traurig sein, denn es wir hier bestimmt genügend Männer für uns beide in der Stadt geben. Also lassen wir es darauf ankommen.«

Luisa stimmte mir zu.

Unser Chauffeur kam zurück. Wir schauten uns das Museum interessiert an. Dann bummelten wir langsam wieder zurück. Jetzt war schon mehr Betrieb in den Straßen und wir waren leicht angetrunken, aber nur leicht.

»Wollen Sie noch weiter?«, fragte unser Chauffeur.

»Du darfst uns gern duzen«, sagte ich zu ihm. »Ich bin Anna und das ist Luisa.«

Er grinste. »Charlie.«

»Wo wir jetzt hineingehen, da gibt es auf der Bühne Sex pur. Das ist was für starke Gemüter. Möchtet ihr das?«

»Darf man da auch mitmachen?«, fragte ich.

»Eher nein, jedenfalls nicht auf der Bühne. In den Logen und Séparées kann man aber fummeln.«

Wir nahmen uns eine Loge. Ich saß links, Luisa rechts und Charlie hatten wir in die Mitte genommen. Die heiße Serviererin, die ich am liebsten gleich mit in die Loge genommen hätte, brachte Champagner. Was hatte die für einen hübschen Po! Nicht zu groß, dafür knackig und appetitlich, direkt zum reinbeißen!

Schon ging es los. Ein heißes Etwas wälzte sich auf der Bühne, stöhnte leise, steckte ihren Finger in ihre schwarzhaarige Möse und spielte darin herum. Ihre Bewegungen wurden immer schneller. Plötzlich schrie sie: »Ich brauche einen Mann, einen richtigen Mann!«

Und da kam auch schon einer: Schwarz wie Ebenholz, einen Körper wie gemeißelt, muskulös und mit einen Schwanz, der so schön war, wie ich noch nie einen gesehen hatte. Den schob er ganz langsam von hinten in die schneeweiße, schwarzhaarige Braut hinein, die vor Lust erzitterte, und schrie: »Nimm mich und fick mich bis in alle Ewigkeit!«

Das tat er dann auch!

Meine Muschi kochte. Ich wusste nicht, wohin mit meinen Händen. In meiner Not knöpfte ich Charlie die Hose auf. Was ich kurz darauf in meiner Hand hielt, war schön steif und für mich auch groß genug. Für Luisa sicher nicht.

Sie nahm aber seine Hand. Sogleich steckte er einige Finger in ihre feuchte Fotze und spielte darin herum, dass es ihr fast den Atem verschlug. Mit der anderen Hand machte er sich über meine Muschi her. Ich hätte jubeln können. Wie gekonnt er meinen Kitzler verwöhnte, das war schon erstklassig!

Wir boten bestimmt ein Bild für die Götter. Wir beiden Frauen mit hochgeschobenen Röcken, die Slips in den Kniekehlen, in jeder Möse eine Männerhand, die uns gekonnt fast in den Wahnsinn trieb.

Die Vögelei auf der Bühne regte natürlich zusätzlich an, insbesondere der herrliche, schwarz glänzende Penis. Die Braut war natürlich auch nicht von schlechten Eltern. Sie hatte eine üppige stramme Figur, einen alabasterweißen Körper, pechschwarze Haare und bewegte sich sehr sinnlich.

Am liebsten wäre ich zu ihr auf die Bühne gesprungen. Zu allem Überfluss kam jetzt auch noch die stramme Kellnerin wieder, um nachzuschenken. Sie sah, wie ich Charlies schönen Schwanz bewegte, und ich hatte das Gefühl, dass sie am liebsten mitgemacht hätte. Mit der freien Hand griff ich zwischen ihre Schenkel, während sie ganz still hielt und ihre Möse sofort feucht wurde. Was für eine herrliche Nacht! Ich fühlte mich wie im Paradies. Gerade kam es mir – ich weiß nicht, zum wievielten Mal ...

Die Nummer auf der Bühne war beendet. Die beiden Akteure verbeugten sich und bekamen riesigen Beifall.

Charlie nahm seine Finger aus unseren Muschis. Ich setzte mich auf seinen Schoß und bewegte mich genüsslich auf ihm, sein Schwanz war wie aus einem Märchen.

Luisa winkte der Kellnerin und fragte, ob sie den tollen schwarzen Mann einmal sprechen könnte, dabei schob sie ihr einen einhundert Dollarschein in die Hand. Die Kellnerin kam nach wenigen Augenblicken wieder und sagte ihr, sie sollte sich vorn an die Bar setzen und dort warten.

»Dann bis morgen«, flötete Luisa und verschwand in Windeseile.

38. Luisa: Schwarzer Adonis

Luisa ging zur Bar und wartete nervös auf den schwarzen Mann. Sie konnte kaum noch stillsitzen.

Endlich kam er und ein Strahlen überzog sein Gesicht.

Neugierig fragte er nach Luisas Wünschen.

»Wie wäre es mit einer Runde vögeln?«, fragte sie mutig.

»Das geht leider nicht. Erstens ist es von der Direktion nicht erwünscht mit Zuschauern zu ficken und zweitens habe ich in einer Stunde noch einen Auftritt.«

»Was kostet es, wenn ich dich aus dieser Nummer rauskaufe?«

»Viel Geld«, gab er grinsend zurück und beugte sich zu ihrem Ohr und flüsterte.

Luisa wurde blass, nickte aber tapfer und sagte: »Das dürfte kein Problem sein. Ich denke, bei so einem knackigen Kerl wie dir, lohnt es sich auf jeden Fall!«

***

Eine halbe Stunde später lag Luisa auf einem Hotelbett und der schwarze Adonis stand vor ihr.

»So, mein Junge«, sagte sie, »jetzt zeig mal, was du kannst. Du wirst jetzt das viele Geld abvögeln, und zwar so lange, bis ich nicht mehr kann. Wenn du das nicht schaffst, werde ich dich erschießen.«

Er grinste wieder, riss ihr ziemlich brutal die Sachen vom Leib und warf sie auf einen Ledersessel. Dann packte er seinen riesigen Lümmel aus, spreizte ihre Beine weit auseinander und vögelte ohne Rücksicht auf irgendwelche Gefühle in ihr herum. Er füllte ihre ganze Möse aus, rammelte sie wie ein wild gewordener Hengst. Luisa war begeistert. Er vögelte bestimmt eine halbe Stunde, ohne Pause, dann zog er sein Ding heraus, drehte sie um, sodass sie vor ihm kniete, und dann ging es wieder los.

Er orgelte ihr sein Ding von hinten mit Gewalt hinein, so wie sie es liebte. Wenn er so weiter machte, schaffte er sie vielleicht sogar.

»Mach weiter, mein Junge, zieh es durch! Mach mich fertig! Du schaffst das bestimmt!«, schrie sie.

Ihm schien es auch zu gefallen, denn er stieß immer heftiger zu und kurz bevor sie vollkommen fertig war, baute er ab. Sein Schwanz wurde weich.

»Warum hörst du auf, kurz bevor ich fertig bin?«, jammerte sie. »Jetzt musst du den Rest mit der Zunge erledigen, so kannst du nicht aufhören!«

»Ich höre aber auf«, brüllte er. »Ich lecke keine weißen Fotzen. Meine Zunge verwöhnt nur süße schwarze Muschis, die duften und gut schmecken.«

»Das werden wir ja sehen! Und auch, ob meine gut duftet!«

Sie warf sich auf ihn und drückte seine Hände zur Seite. Er lachte laut, zerrte sie mit einem Ruck von sich runter und legte sie über sein Knie. Mit klatschenden Schlägen versohlte er ihren schmalen Hintern. Dabei kam ihm wieder einer hoch.

»Jetzt wirst du meinen Schwanz schlucken bis du keine Luft mehr bekommst«, tobte er.

»Wenn du das wagst, beiße ich dir deine Schwanzspitze ab – ich entmanne dich!«

Wutentbrannt legte er sie auf den Teppich. Sein wieder zu Kräften gekommener Penis verschwand in ihrem Loch und er vögelte sie wieder wie von Sinnen.

Das war genau das, was sie wollte. Wild strampelte und schrie sie vor Lust, schlang ihre Schenkel um ihn und hielt ihm ihre Möse fest entgegen. Er stieß zu, als ob es um sein Leben ginge.

Irgendwann röchelt sie nur noch, war wohl am Ende. Sie verdrehte die Augen und grinste ihn wirr an.

Endlich zog er sein Ding aus ihr heraus.

Sie lag da wie ohnmächtig.

39. Anna: MorgenRitt

Ich rutschte von Charlies Schoß. Sein Schwanz war noch hart. »So kriegen wir den nicht in die Hose«, meinte er. »Was nun?«

»Den bekommen wir schon klein«, versicherte ich, »und dann suchen wir uns ein Hotel zum Vögeln.«

Ich kroch unter den Tisch, nahm seinen köstlichen Schwanz in den Mund und blies zur Jagd. Er kraulte meinen Rücken mit der einen Hand, mit der anderen spielte er abwechselnd mit meinen Möpsen. Meine Brustwarzen wurden steinhart und meine Muschi zitterte vor Aufregung. Als es ihm kam, verzog er sein Gesicht, als wenn er weinen wollte, und gab einen leisen Ton der Erleichterung von sich. Glücklicherweise hatte er sich schon vorhin, als ich auf seinem Schoß gesessen hatte, entladen. Andernfalls hätte ich diese Ladung sicher nicht geschafft. Ich wischte mein Gesicht mit der Tischdecke ab, dann gingen wir zum Wagen.

»Wir brauchen kein Hotel«, meinte Charlie. »Wir gehen zu mir.«

Vor einem hübschen kleinen Haus am Stadtrand hielt er an.

»Herzlich willkommen in meinem Vogelhäuschen.«

»Du meinst wohl Vögelhäuschen?!«

Er grinste, nahm mich in seine starken Arme und küsste mich leidenschaftlich, wobei er sein Knie zwischen meine Beine schob. Dann knöpfte er genüsslich mein Kleid auf, streifte es ab und öffnete meinen BH. Mit seiner Zungenspitze fuhr er über meine Knospen, die sofort knallhart wurden. Dann zog er mir den Slip aus und trug mich in sein großes Bett. Es war fast wie in einer Hochzeitsnacht.

Er ließ seine Klamotten fallen und ein Prachtexemplar, das ich ja bereits mit meiner Zunge verwöhnt hatte, kam zum Vorschein.

Charlie verschwand mit seiner Zunge zwischen meinen Schenkeln, berührte ganz zart meine Schamlippen, dann den Kitzler, bevor er tief in meine Muschi eintauchte. Ich verging fast vor Lust! Dann packte ich seinen Kopf, schob ihn weg und suchte mit meiner Muschi seinen schönen Schwanz.

»Schieb ihn rein«, stöhnte ich. »Und fick mich! Ich bin verrückt nach dir!«

Ganz langsam und behutsam fuhr er ein, besorgte es mir fast eine halbe Stunde lang, wobei sein bestes Stück immer größer und steifer zu werden schien.

»Oh, was tut das gut!«, flüsterte ich. »So müsste das den ganzen Tag weitergehen.«

»Jetzt machen wir erst eine kleine Pause, mein kleines süßes Fötzchen, denn ich brauche dringend einen starken Kaffee.«

So gingen wir zusammen in die Küche. Er bediente den Kaffeeautomaten, ich seinen Penis. Ich stand hinter ihm. Mit der linken Hand massierte ich seinen Schwanz, mit der rechten fummelte ich in seinem Hintern herum. Er atmete immer schneller.

»Hör auf«, stieß er hervor, »gleich ist der Kaffee fertig, dann geht es weiter.«

Wir tranken Kaffee, knabberten ein paar Kekse und marschierten schließlich zurück ins Schlafzimmer. Charlie legte sich auf den Rücken und sein Rohr stand wieder kerzengerade in die Höhe. Bevor ich mich bediente, warf ich einen Blick auf den Wecker: Es war sieben Uhr morgens.

»Einen Augenblick«, sagte ich und holte mein Handy heraus, legte es auf den Nachttisch und bestieg dann Charlie. Er drang wieder tief in mich ein, und meine Muschi frohlockte. Auf einmal klingelte wie erwartet mein Handy. Luisa war am anderen Ende.

»Hallo, Anna. Wir müssen in einer Stunde los. Wo bist du?«

»Ich befinde mich gerade auf meinem Morgenritt. Mein Pferd heißt Charlie. Es liegt auf dem Rücken, schnauft wie ein Nilpferd und verdreht die Augen, während es meine Arschbäckchen massiert. Es ist wie im Paradies! Gerade gehe ich in einen Galopp über. Bitte bestell dir ein Taxi. Ich komme später nach, okay. Oh, aaah … Jetzt kommt es mir … Ich glaube, Charlie aaaauch!«

Luisa konnte von mir nur noch ein Röcheln hören, bevor ich das Gespräch unterbrach.

»Nicht quatschen, reiten!«, befahl Charlie.

Das war ein Befehl, den ich unverzüglich befolgte, und gab meinem Pferd die Sporen. Es wieherte vor Lust. So ritten wir dem nächsten Höhepunkt entgegen. Eine ganze Weile ging es noch so weiter, bis wir beide nicht mehr konnten.

Schließlich stieg ich von meinem Pferd, das sofort einschlief und leise vor sich hin schnarchte. Ich legte meinen Kopf auf seinen Waschbrettbauch, nahm sein klein gewordenes Schwänzchen in die Hand, zog seine Vorhaut zurück und steckte es mir wie einen Schnuller in den Mund. Sofort schlief ich ein.

***

Als ich gegen Mittag erwachte, hatte ich kein Schwänzchen mehr im Mund, sondern einen prächtigen Penis in der Hand. Charlie schlief noch immer. Vorsichtig kniete ich mich über seinen Kopf, stülpte ihm meine feuchte Muschi übers Gesicht und kreiste gleichzeitig mit meiner Zunge zärtlich um seine Eichel. Er wurde wach, versenkte seine Zunge in meiner Muschi und verwöhnte mich. Meinen Kitzler sog er durch eine seiner Zahnlücken, wobei ich fast verrückt wurde vor Geilheit. Seinen herrlichen Schwanz verschlang ich regelrecht und da kam auch schon eine heftige Ladung. Sein Sperma schmeckte leicht nach Walnuss – das hatte ich noch nie erlebt. Vielleicht bildete ich mir das auch nur ein.

Nachdem auch ich noch einen heftigen Orgasmus bekommen hatte, standen wir beide auf und gingen gemeinsam unter die Dusche. Es folgte ein Brunch in einem netten Lokal. Dann brachte Charlie mich zum Schiff, wo Luisa schon auf mich wartete.

***

Wir beiden Frauen gingen zusammen zum Kapitän, wo wir verschiedenes zu besprechen hatten. Meine Anwesenheit war Luisa wichtig, denn das Verhältnis zwischen ihr und dem Kapitän war noch nicht so, wie es sein sollte. Der Kapitän war eben ein Mensch, der Frauen in dieser Position einfach nicht anerkennen wollte, obwohl sie ihm bereits am ersten Tag bewiesen hatte, dass sie gut auf ihrem Gebiet und in diesem Job war.

Nach zwei Stunden beendeten wir das Gespräch. Ich wollte Luisa in die Stadt zum Kaffee einladen, doch sie lehnte ab.

Auch gut, dachte ich, denn ich war ziemlich müde und ein Stündchen Schlaf würde mir sicher guttun. Charlie fuhr mich zum Hotel, und ich bat ihn, uns am nächsten Morgen um neun Uhr dort abzuholen.

40. Anna: Der König der Löwen

Nach zwei Stunden Schlaf machte ich einen Stadtbummel, und schlenderte ziellos durch das Leben von Los Angeles. Es war wunderschön und aufregend!

Ich kam an einem offenen Kiosk vorbei. Es duftete verlockend nach Hot Dogs. Viele Leute standen an. Es gab die Hot

Dogs in vielen Varianten, mit verschieden Würstchengrößen. Das hatte ich so auch noch nicht gesehen. Ich wählte einen Hot Dog mit einer größeren Wurst, als sie die Norm ist. Wenn ich die Möglichkeit bekomme, mal etwas auszuprobieren, warum dann nicht mal zuschlagen?! Ich war allerdings entsetzt, als mir der Verkäufer die Portion reichte. Hatte er etwa gemerkt, dass ich beim Anblick der schönen Würste scharf wurde? Dass meine Muschi schon wieder nach einem Kerl weinte? Er reiche mir meinen Hot Dog mit einem unverkennbar anzüglich wissenden Grinsen. Oder bildete ich mir das nur ein? War er einfach nur freundlich oder dachte er, ich würde die Wurst statt in den Mund in meine Muschi stecken? Egal wie, ich bekam jedenfalls schon wieder Lust … Kann ich denn wirklich nicht mal an etwas anderes denken?

Der Hot Dog war köstlich, und ich überlegte gerade, ob ich mir noch einen genehmigen sollte, als neben mir ein Paar anfing zu streiten.

»Ich esse jetzt meinen Hot Dog, dann haue ich ab. Deinen ›König der Löwen‹ kannst du dir sonst wo hinschieben. Ich gehe nicht mit! Such dir jemandem anderen.«

»Du kannst mich mal …«, erwiderte der Mann mit einem wilden Lockenkopf und drehte sich abrupt um. Nun stand er direkt vor mir und starrte mich an.

»Haben Sie Lust auf das Musical ›König der Löwen‹?«, fragte er mich. »Denn die Dame, die ich eigentlich dazu eingeladen habe, ist gerade im Begriff, mich zu verlassen.«

»Die ist nicht im Begriff, Sie zu verlassen – sie ist bereits weg!«, korrigierte ich ihn.

Er nickte resigniert. Dann richtete seinen Blick wieder auf mich. »Und, haben Sie Lust? So eine Chance ist einmalig!«

»Stimmt. Dann sage ich doch mal Ja!«

Wir nahmen uns ein Taxi und fuhren zum Ahmanson Theatre.

»Das habe ich noch nie gemacht: mit einem wildfremden Mann in einer mir völlig fremden Stadt einfach so mitzugehen.«

»Wir sind doch unter Tausenden von Menschen. Was kann Ihnen da schon passieren?!«

»Das weiß man nie …«, sagte ich und fragte mich im Stillen sofort, ob er einen großen oder kleinen Schwanz besaß und ob er gut oder schlecht vögelte.

»An was denken Sie?«, fragte er.

Ich wurde rot. »Ach, an nichts Besonderes.«

Wir gingen ins Theater. Ich kann nur sagen, es war ein absolutes Erlebnis! Sowie musikalisch als auch von den Kostümen her. Ich bereute nicht eine Sekunde, dass ich die Einladung angenommen hatte! Immer wieder schwärmte ich und bedankte mich mit Worten dafür, während wir noch lange spazieren gingen. Doch ich wollte mich auch gern mit Taten erkenntlich zeigen und so griff ich ihm einfach in den Schritt, als wir im ›Wilderness Park‹ auf einer Bank saßen.

Ich stand auf, zog meinen Slip aus, lehnte mich über die Bank und wurde von hinten gevögelt. Es war eine Wonne! Ich merkte, dass er wohl wochenlang im Trocknen gestanden hatte.

»Oh, wie kannst du schön vögeln!«, schwärmte ich und er stieß, wohl beflügelt von meinen Worten, immer heftiger zu. Und schon kam die erste Ladung. Hoffentlich würde er jetzt nicht abbauen, dachte ich, wo es gerade so schön war und ich auch gleich kommen würde. Da täuschte ich mich aber, denn der Typ war unersättlich! Er vögelte und vögelte, dass ich ihn nach einer halben Stunde um Gnade bitten musste.

»Ich kann jetzt nicht aufhören«, keuchte er. »Ich muss unbedingt weitermachen, sonst platze ich.«

»Zieh das heiße Stück erst einmal aus mir raus, dann sehen wir weiter.«

Er tat es wirklich, und das wunderschöne Stück stand noch wie eine eins.

»Setz dich auf die Bank«, befahl ich. »Ich blas dir einen. Wenn du dann immer noch nicht genug hast, ist meine Möse bestimmt wieder bereit.«

Er legte sich auf die Bank. »So kommst du besser ran«, war seine Meinung.

Ich nahm das herrliche Gerät in beide Hände und massierte es erst ein wenig. Das gefiel ihm gut. Dann nahm ich es in den Mund und blies ihm einen, dass ihm eigentlich die Ohren steif werden mussten. Er stöhnte vor Lust, kraulte meinen Rücken, knetete mein Möpse. Es war eine Lust! Uns fiel auf, dass uns ein Pärchen dabei zuschaute und uns nachahmte.

Er grinste und sagte: »Wenn du nicht mehr kannst, schnapp ich mir die Kleine.« Dann kam es ihm endlich.

Ich hielt seinen Schwanz gen Himmel, denn im Augenblick hatte ich keine Lust auf eine neue Ladung.

Das Pärchen war wild am Vögeln. Er hatte sie gegen einen Baum gelehnt und besorgte es ihr von hinten, genau wie mein Musiker vorhin. Sie schrien plötzlich beide wie am Spieß. Dann zog er seinen Pimmel aus ihr heraus und beide setzten sich entspannt neben uns auf die Bank. Sie grinsten uns an. Der junge Mann schien sehr entspannt, sein Pimmelchen hing lustlos zwischen seinen Beinen. Das Mädchen schaute neidisch auf meinen Musikerpenis, der immer noch nicht klein war.

»Schnapp ihn dir«, sagte ich. »Der hat wochenlang nicht gevögelt und kann nicht genug kriegen.

Das ließ sich die Kleine nicht zwei Mal sagen. Sie spreizte ihre hübschen Beinchen und bettelte meinen Musiker an:

»Schieb ihn rein.«

Der machte sich über sie her. Sie jauchzte und bewegte ihren süßen Popo, während sie vor Lust wimmerte.

Ich schaute belustigt zu und langsam bekam meine Muschi auch wieder Lust. Gerade wollte ich einen Partnertausch vorschlagen, da zog sich das Objekt meiner Lust die Hosen hoch und verschwand mit den Worten: »Hurenpack!«

41. Anna: TennisLuder

Huch, was war das denn? Verwundert blickte ich ihm nach.

»Mach dir nichts draus«, sagte die Kleine, nachdem sie meinen Musiker sattgebumst hatte. »Der kann nicht küssen, nicht vögeln, und lecken will er auch nicht, ekelt sich davor. Wir haben ihn alle schon durchprobiert. Er ist eine Niete im Bett.«

»Wer ist wir alle?«, fragte ich.

»Die Gruppe unseres Tennisclubs. Die besteht aus vier Männern und sieben Frauen, ich bin die Jüngste. Wir kommen aus New Jersey, und sind auf einer Tennis-Turnier-Reise. Morgen fliegen wir wieder zurück. Steve und ich hatten uns abgesondert, denn ich wollte mal sehen, ob er wirklich so ein Schlappschwanz ist, wie die anderen sagen. Wir machten einen Spaziergang, dann erwischten wir euch in voller Aktion und machten es einfach nach. Meine Freundinnen hatten recht, er ist leider wirklich ein Versager.«

»Wie alt bist du?«, fragte ich.

»Ich bin vorige Woche achtzehn geworden.«

»Und schon so verdorben?«

»Wieso verdorben? Ficken ist doch schön, oder kennst du etwas Schöneres?«

»Nein«, gestand ich nur zu gern ein.

»Na also. Bei meinem ersten Mal war ich vierzehn. Ich hatte unseren vierzigjährigen Physiklehrer verführt. In Physik stand ich immer zwischen einer vier und einer fünf. Von da an hatte ich immer eine zwei. Als ich eine eins haben wollte, habe ich zum ersten Mal einen Schwanz in den Mund genommen, allerdings war ich da schon fünfzehn. Kurz darauf hat er sich in eine andere Stadt versetzen lassen. Seit dieser Zeit weiß ich, wie wertvoll so eine Muschi ist und was man mit einer flinken Zunge alles erreichen kann.«

Meine Muschi fing wieder an zu kochen.

»Du bist ja wirklich ein kleines, verdorbenes Luder. Möchtest du mich denn mal in San Franzisco besuchen?«

»Ich weiß nicht. Ich bin noch Schülerin und mein Dad bezahlt das Tennisspielen, ansonsten habe ich nicht viel Geld.«

»Wenn ich jemanden einlade, dann bezahle ich das auch!«

»Holla, wie komme ich zu der Ehre?« Erfreut sah sie mich an.

»Ganz umsonst ist es auch nicht. Du kennst das ja schon von der Schule her … Du steckst jetzt erst einmal ein paar deiner hübschen Finger in meine Möse und spielst ein bisschen darin herum. Dann nimmst du die Zunge, und wenn du das gut machst, nehme ich dich mit ins Hotel, wo wir dann die ganze Nacht weitermachen können. Wenn es dir gefällt, bleibst du noch ein paar Tage hier und fliegst dann erst nach Hause.«

Das Mädchen grinste über beide Ohren.

»Na, wo bleiben deine Finger? Meine Muschi wartet schon.«

»Mit einer Frau habe ich noch nie etwas gehabt, nur mit einer ganzen Menge Männern. Ich weiß nicht, ob ich das kann.«

»Probiere es einfach aus«, schlug ich vor.

Da fühlte ich ihre Finger in mir. Erst ganz vorsichtig, dann etwas mutiger. Sie rührte in meiner Muschi herum und es tat richtig gut. Mein Musiker sah uns grinsend zu und zusehends wurde sein Ding immer größer.

»Und was wird jetzt aus mir?«, fragte er.

»Du bist auch gleich noch dran«, versprach ich ihm.

Jetzt hatte das Mädchen meinen Kitzler gefunden und bewegte ihn wohl zwischen Daumen und Zeigefinger. Dabei fing ich leise an zu stöhnen und atmete schneller. Der Musiker auch. Er hatte seinen Schwanz in der Hand und machte es sich selbst.

Ich legte meine Jacke vor mich. »Knie dich darauf«, sagte ich zu der Kleinen. Sie schaute mich ungläubig an, tat es aber, und zog dafür ihre Finger aus meiner Möse. Ich nahm ihren Kopf in meine beiden Hände, machte meine Schenkel auseinander und zog ihr hübsches kleines Gesicht direkt zwischen meine Schamlippen.

»Nun streck mal deine Zunge raus und steck sie in meine Möse«, befahl ich.

Gehorsam tat sie, was ich sagte. Im gleichen Augenblick hob der Musiker ihren Minirock in die Höhe und knallte ihr sein Rohr von hinten in die niedliche Öffnung, die sehr feucht war. Er vögelte sie auf Teufel komm raus, und sie begann in mir herumzulecken, als ob sie das schon öfter getan hätte. Das war vielleicht ein Gestöhne! Zuerst hatte das kleine Luder einen Orgasmus, stieß dabei einen spitzen Schrei aus und landete danach wieder mit ihrer Nase tief in meiner Möse, sodass sie kaum noch Luft bekam. Das wiederum löste bei mir einen gewaltigen Höhepunkt aus.

Kaum war ich zu neuen Kräften gekommen, nahm ich ihre kleinen strammen Möpschen in die Hände und streichelte und knetete sie, bis die Knospen knallhart waren. Der Musiker wühlte mit seinem schönen Schwanz in ihr herum, stieß noch ein paar Mal kräftig zu und entlud sich. Schließlich zog er ihn heraus, um gleich wieder in dem süßen Mäulchen von unserem kleinen Luder zu verschwinden. Sie hatte ihn sich sofort gekrallt und schleckte ihn erst ab wie eine Tüte Eis, dann verschlang sie ihn soweit sie konnte.

Ich ging von hinten mit zwei Fingern in sie, spielte noch ein bisschen in ihrer kleinen Möse und zu guter Letzt beendeten wir drei das schöne Spiel.

»Jetzt fahren wir zu mir ins Hotel«, schlug ich vor.

Notdürftig zogen wir uns an, marschierten zur Straße und stiegen in ein Taxi.

***

In der Hotelbar gab es noch ein paar Cocktails und Snacks, dann verschwanden wir in meine Suite.

Dort steckten wir unseren Musiker in die Wanne, und wir Frauen gingen gemeinsam unter die Dusche. Blitzblank und trockengerubbelt trafen wir uns in meinem Schlafzimmer.

»Jetzt werden wir erst einmal unseren Musiker endgültig fertig machen«, sagte ich. »Wer so lange trockengestanden hat wie er, muss verwöhnt werden.«

Wir legten ihn auf die große Schlafcouch. Sein Penis war wieder voll da.

»Möchtest du erst Schwanz oder erst Zunge«, fragte ich das Mädchen.

»Erst Schwanz«, sagte sie. »Man weiß nie, wie lange der steht.«

Ein ganz schön ausgebufftes Luderchen, dachte ich.

Die Kleine bestieg den Musiker, führte sich seinen Pimmel ein und fing sofort an, sich wild zu bewegen. Ich kniete mich über sein Gesicht, streckte ihm meine Möse ganz dicht vor seinen Mund, und er begann genüsslich an ihr zu lecken.

Dieses Spielchen machten wir zwei Mal im Wechsel, bis wir ganz unverhofft und mittendrin ein leises Schnarchen vernahmen. Endlich hatten wir ihm gegeben, was er brauchte, wir hatten ihn tatsächlich fertig gemacht. Sein Schwänzchen baumelte lustlos herum.

Wir Frauen legten uns in mein Bett.

»Hast du schon einmal etwas von der 69er-Stellung gehört?«, fragte ich das kleine Luder.

»Ja, aber noch nie gemacht.«

»Hattest du denn Spaß mit mir?«

»Das schon, aber mit Männern ist es doch noch schöner.«

Wir legten uns in die 69er-Stellung und schleckten so lange gegenseitig in unseren Mösen, bis wir vor Erschöpfung einschliefen.

42. Anna: Ungeheuer

Als ich gegen zehn Uhr am nächsten Morgen wach wurde, war das kleine Luder verschwunden und mein Geld auch, es mussten ungefähr achthundert Dollar gewesen sein. Kleines Miststück! Sofort verschloss ich alle meine Wertsachen im Safe.

Der Musiker lag in der Badewanne und grinste mich an, als ich ins Bad kam.

Das Telefon klingelte. Luisa war dran. »Anna, bitte komm sofort zum Schiff. Ich brauche dich dringend. Der Wagen ist bereits unterwegs zum Hotel!«

»Was ist den passiert?«, wollte ich wissen.

»Das kann ich am Telefon nicht erzählen. Bitte komm!«

Ich warf den Musiker raus, duschte kurz und eilte auf die Straße. Da fuhr auch schon Charlie vor.

***

Der Kapitän stand an der Reling, offenbar wartete er auf mich. »Guten Morgen, Mrs Lynn. Ihr Mann bittet Sie um Ihren Rückruf. Es sei dringend!«

»Das hört sich ja nicht so gut an.« Nun wurde auch ich nervös und ging schnellen Schrittes in mein Büro, von wo aus ich Frank anrief.

»Deine neue Kollegin, Miss Hockman, von der ich sehr viel halte, hat offenbar mein Vertrauen auf schändlichste Weise missbraucht. Bitte nimm sie dir vor und befrage sie über die Vorkommnisse. Danach besprechen wir die Angelegenheit und ich entscheide dann, was zu veranlassen ist. Erledige das aber bitte mit der nötigen Diskretion, denn es sollen so wenig Leute wie möglich von der Sache etwas mitbekommen, auch der Kapitän nicht. Bitte ruf mich später noch mal an.«

Ich bat Luisa zu mir und sie kam sofort. Ihre Augen funkelten und sie schaute bitterböse, als wenn sie mich fressen wollte.

»Dieser Kapitän ist ein Ungeheuer! Er hasst wohl Frauen, denen er nichts befehlen kann. Er hat mich in mein Büro bringen lassen und mir verboten, es zu verlassen. Vorher hat er mir noch mitgeteilt, dass der junge Ingenieur in der Krankenstation liegt und ich dafür verantwortlich sei.«

Langsam ging mir ein Licht auf. »Ist das der junge Michail, der noch in der Probezeit ist und den du in dein Büro bestellt hattest?«

»Ja!«, kam trotzig ihre Antwort.

»Und den hast du wahrscheinlich kaputtgevögelt.«

»Nicht direkt.«

»Erzähl!«

43. Luisa: JungIngenieur

Michail kam wie vereinbart in ihr Büro. Das Gespräch dauerte lange und verlief gut. Er erzählte ihr seinen ganzen Lebenslauf. Zum Schluss kam heraus, dass er panische Angst hatte, die Probezeit nicht zu überstehen. Es gab Neider unter den Mitbewerbern, die er fürchtete, obwohl er das nach Luisas Ansicht überhaupt nicht nötig gehabt hatte.

Luisa bemerkte, dass er sie recht lüstern betrachtete und vermutete, dass er bestimmt zu allerhand bereit wäre, wenn er seinen Job bekäme. Sie machte ihm klar, dass sie quasi die rechte Hand vom Boss wäre und unter bestimmten Bedingungen seine Job absichern, ja garantieren könnte. Er grinste sie dankbar an, als sie aufstand. Wie selbstverständlich nahm sie seine Hand und führte sie zwischen ihre Schenkel.

Erst wurde Michail blass, dann kraulte er ihre Schamhaare. Sie wurde jäh unterbrochen, als es an der Tür klopfte.

Sofort lief Luisa zurück zu ihrem Stuhl.

Der Kapitän betrat das Büro.

»Was machen Sie denn hier?«, herrschte er den Jungen an.

»Ich habe ihn gebeten, mit mir das Schiff zu begehen, um es näher kennenzulernen«, sagte Luisa gelassen.

»In Zukunft wenden Sie sich bitte an mich oder an den ersten Offizier. Wir teilen Ihnen dann das entsprechende Personal zu. Jetzt lassen wir es meinetwegen erst mal dabei.«

Luisa nickte.

»Um dreizehn Uhr erwarte ich Sie und einige Herren zu einem Arbeitsessen im Salon.« Er verschwand genau so schnell, wie er gekommen war.

Luisa ärgerte sich im Stillen über seine Art. Doch ihr Jüngling beschwichtigte sie und so winkte sie ihn wieder zu sich.

Probeweise fasste sie ihm direkt in seine Hose. Was sie fand, war sehr erfreulich: ein knallharter Penis, den sie erst einmal durchmassierte.

Michail fing direkt an zu stöhnen. »Bitte nicht hier«, bettelte er, »der Kapitän könnte zurückkommen.«

Nur ungern zog Luisa sich aus seinem Intimbereich zurück, biss ihm aber leicht ins Ohr und sagte: »Komm, lass uns gehen.«

»Wohin?«

»Ich möchte das Schiff gründlich kennenlernen. Fangen wir also oben auf der Brücke an und arbeiten uns Etage für Etage vor. Sicher wirst du auf den einzelnen Stationen Räume kennen, wo du dich ungestört mit mir beschäftigen kannst. Von einem Mal zum anderen wird dein zukünftiger Job sicherer. Wenn du mich dann nach zwei Tagen fix und fertig gemacht hast, hast du den Job und vielleicht noch mehr …«

Er strahlte, als wenn Weihnachten wäre. Immerhin wusste er zu diesem Zeitpunkt noch nicht, was ihm bevorstand, dass Luisa unersättlich war.

Auf der Brücke stand nur eine Wache, sonst niemand.

Luisa und Michail inspizierten alles, dann verschwanden sie durch eine Tür. In dem Raum befand sich ein Tisch, worauf Seekarten lagen und an den Wänden befanden sich Regale voller Bücher. Luisa lehnte sich über den Tisch, hob ihren Rock hoch und sagte: »Los jetzt!«

»Hier doch nicht«, stammelte er. »Die Wache könnte uns hören.«

»Da gibt es nichts zu hören. Du sollst vögeln, nicht schreien!«

Er bekam wohl vor Angst keinen hoch, steckte Luisa aber aufgeregt zwei Finger in ihre Möse und zog an ihrem Kitzler. Wenigstens etwas, dachte sie. »Okay, das reicht!«, zischte sie nach einer Weile und war genervt. »Lass uns gehen.«

Vielleicht hatte Luisa eine Vorahnung gehabt, denn sie fand in ihrer Tasche das Päckchen Potenzpillen, das sie in weiser Voraussicht in San Franzisco schnell noch in den Koffer geworfen hatte.

Wenig später reichte Luisa Michail ein Wasserglas mit den zerbröselten Pillen, das er wohl vor lauter Aufregung hastig hinunterstürzte. Luisa war sehr gespannt, was wohl daraus werden würde. Sie marschierten weiter. Etage für Etage.

Irgendwann öffnete Luisa eine Tür. Sie befanden sich in der Wäschekammer. Ziemlich groß und menschenleer.

Rechts stapelten sich jede Menge Regale mit gebügelter Bettwäsche und Handtüchern. Weiter hinten lagen drei Matratzen.

»So, mein Junge, jetzt bist du fällig«, sagte Luisa.

Sie warf Michail auf eine Matratze, zog ihm die Hose, dann die Unterhose aus. Der Penis war eine Wucht. Er stand wunderschön steif in die Höhe. Jetzt knöpfte sie ihm noch das Hemd auf, entdeckte eine leicht behaarte Brust. Sofort setzte sie sich auf ihn, und er knallte ihr sein Ding in ihre Möse. Sie ritt drauflos. Doch es war ihr nicht brutal genug. Sie stand auf, um ein Kissen zu holen, das sie ihm unter seinen Knackarsch schob. Wieder setzte sie sich auf ihn. Ja, jetzt spürte sie ihn erst richtig!

Luisa ritt wie eine Verrückte auf ihm herum. Er steckte tief in ihr, und es schien ihm zu gefallen.

»Stoß mal fester zu«, sagte sie. »Es tut noch nicht mal weh.«

»Soll es denn wehtun?«, fragte er.

»Na klar, sonst kommt es mir nicht. Los, fester, fester!«

Er stieß fester zu und bald hatte sie ihren ersten Orgasmus.

***

»Luisa, du bist verrückt!«, rief Anna. »Ich kann es nicht mehr mit anhören. Meine Muschi schwimmt fast weg.«

»Du musst es aber hören, denn dein Kapitän will doch alles genau wissen!«

»Jetzt muss ich mich erst einmal beruhigen«, jammerte Anna schnell atmend. Sie steckte einen Finger in ihre eigene Möse und onanierte in einer Affengeschwindigkeit. Zwischendurch zwirbelte sie ihren Kitzler und schon kam es ihr. Luisa wusste, dass Anna an sich halten musste, denn sie waren in ihrem Büro, wo jeden Moment jemand hereinkommen konnte.

»Tut mir leid, dass ich dir nicht helfen kann«, entschuldigte sich Luisa, »aber du weißt ja: Ich kann es nicht mit Frauen tun.«

Anna winkte ab, nahm ein Handtuch und wischte ihre Muschi trocken.

Und Luisa erzählte weiter.

***

Sie legte sich auf den Rücken und ranzte Michail an: »Los, fick mich, aber richtig!«

Sein Schwanz stand kerzengerade und knallhart. Die Pillen wirkten wohl jetzt. Er rammelte in ihr herum bis zur Schmerzgrenze.

»Noch fester«, jammerte Luisa.

Er tat, was er konnte. Dann kam es ihr wieder.

»Junge, was kannst du schön ficken«, sagte sie strahlend. »Mach weiter so. Wenn du eine Pause brauchst, sag es einfach.«

Doch er vögelte ohne Unterlass weiter, kam zwischendurch auch, aber der Schwanz stand und stand und stand …

»Jetzt solltest du zur Abwechslung einmal deine Zunge bemühen«, schlug Luisa vor.

Er zog sein Gerät, das immer noch stocksteif war, aus ihrer Möse. Das gefiel ihr aber nicht. So stand sie auf, kniete sich vor ihn, streckte ihm ihren Arsch entgegen und stammelte: »Mach weiter! Schieß ihn rein wie einen Torpedo – so schnell und so fest wie du kannst.« Er tat es, und es war herrlich!

***

»Luisa, ich beneide dich«, stöhnte Anna. »Bitte hilf mir doch mal.«

Mit verkniffenem Gesicht fasste Luisa in ihre Tasche, die neben ihr stand, ging zur Tür, schloss sie ab und sagte:

»Lehn dich über den Schreibtisch.«

Sie hob Annas Rock hoch, zog ihren Slip herunter und rammte Anna einen riesigen Vibrator in die Möse, sodass sie vor Schmerz aufschrie.

»Du brutales Weib«, schimpfte Anna.

»Ich denke, ich soll dir helfen?«, fragte Luisa unschuldig.

Es vibrierte angenehm und Luisa rührte langsam in Annas Muschi herum, bis Anna ein wohliger Schauer überkam und erzitterte. Sie wollte Luisa küssen, aber diese wandte sich ab, setzte sich auf den Schreibtisch, machte sich unten frei und spreizte die Beine. Anna packte sie bei den Hüften und versank zwischen ihren schmalen Schenkeln, leckte sie voller Lust, bis sie wollüstig stöhnte und am ganzen Körper erschauderte. Es folgte ein stürmischer Orgasmus.

Dann zog Luisa sich wieder an, schloss die Tür auf und setzte sich vor den Schreibtisch. »Komm, lass es hinter uns bringen. Dein widerlicher Kapitän wartet auf deinen Bericht, dieser Dreckskerl«, stieß Luisa hervor, und erzählte weiter.

***

Michail fickte Luisa von hinten, sodass es eine Lust war! Vor allem hatte er jetzt kapiert, dass Luisa keine Zärtlichkeiten mochte, sondern dass sie hart und brutal genommen werden wollte. Das tat er ab dann ununterbrochen. Langsam wurde Luisas Möse etwas trocken, sie brauchte neue Feuchtigkeit.

»Und jetzt leck' mich!«, befahl Luisa ihm deswegen.

Er zog sein Ding, das dank der Pillen keinen Millimeter kleiner geworden war, aus ihr heraus. Sie legte sich auf den

Rücken und er leckte drauflos. Seine Zunge war überhaupt kein bisschen rau.

»Steck die Nase mit rein«, raunzte Luisa ihn an.

Als das auch nicht so recht wirkte, schob sie ihn von sich, legte ihn auf den Rücken und stieg auf sein Gesicht. Seine Nase schrubbte ihren Kitzler und mit der Zunge wühlte er in Todesangst in ihrer Fotze herum. Er schien kurz vor dem Ersticken. Sie kannte das Spielchen aber, machte es öfter. Sekunden bevor er keine Luft mehr bekam, hob sie ein wenig von ihm ab. Dankbar atmete er ein.

Dann wurde Luisa wieder ungeduldig. »Leck weiter!«, rief sie, und das Spiel begann von wieder vorn. Nach vier Malen hatte er wohl genug und jammerte: »Ich kann nicht mehr!«

Luisa schaute nach unten. Der Penis war noch steif und ihre Möse wieder schön feucht.

»Macht nichts«, sagte sie, »wir vögeln einfach weiter.« Und wieder setzte sie sich auf ihn, nachdem sie das dicke Kissen unter seinen Arsch geschoben hatte, und rammte sich erneut seinen harten Schwanz in die Möse, wobei sie sich selber wieder zu zwei Höhepunkten brachte.

Dann stieg sie von ihm ab und forderte ihn auf, sie wieder von hinten zu nehmen. Sein Schwanz stand immer noch, aber seine Kräfte schienen nachzulassen. Trotzdem stieß er tapfer zu, nur nicht mehr ganz so fest. Aber das besorgte sie, indem sie bei jedem Stoß kräftig Widerstand leistete, so landete sein Schwanz immer schön tief in ihrer Möse. Er atmete schwer und sie wurde immer heißer und verrückter, entzog sich ihm und legte sich wieder auf den Rücken. Er vögelte sie wie ein Irrer und so gab es ihm wohl den Rest, als er nicht mehr konnte, aber Luisa dagegen umso mehr. Wieder hatte sie einen Orgasmus, krallte sich währenddessen an ihm fest und feuerte ihn an.

Plötzlich verdrehte er die Augen, schnappte nach Luft, plumpste von ihr runter und fiel in Ohnmacht.

Luisa verfiel in Panik.

Michail lag da und atmete kaum noch. Aber sein Schwanz stand immer noch, was Luisa auf die zwei Pillen zurückführte. Sie zog sich an, rief über Handy die Krankenstation und sagte, dass es im dritten Deck in der Wäschekammer einen Notfall gäbe. Dann flüchtete sie und verließ das Schiff, ohne sich abzumelden.

Luisa ging in eine Bar und betrank sich. Sie hatte Angst, Michail umgebracht zu haben.

Doch wie sie später erfuhr, war der Schiffsarzt zufällig an Bord gewesen, hatte Michail sofort wiederbelebt und entsprechend behandelt. Natürlich wurde auch der Kapitän gerufen, dem Michail später, als er vernehmungsfähig war, alles bis aufs kleinste Detail erzählte.

Nachdem Luisa morgens reuevoll das Schiff betreten hatte, wurde sie sofort festgenommen.

44. Anna: AbschiedsFick

»Luisa, es hat jetzt keinen Sinn, dir Vorwürfe zu machen. Und am wenigsten habe ich Grund dazu, wo ich mindestens genauso gern vögle, wie du.« Anna seufzte und sagte: » Aber in dieser Stadt laufen Tausende von Kerlen herum, die dich gefickt hätten, bis du nicht mehr gehen könntest. Musstest du dir ausgerechnet so ein Jüngelchen von der Schiffsmannschaft angeln?«

Betreten blickte Luisa auf den Schreibtisch vor sich.

»Na, was soll's. Ich bin ja auch süchtig nach schönen Schwänzen. Nur helfen kann ich dir jetzt leider nicht. Mein Mann ist einer der größten konservativsten Moralapostel, das wird er auf keinen Fall akzeptieren.« Wir sanken uns in die Arme und vergossen ein paar Tränen. Dann bat ich sie, zurück in ihr Büro zu gehen und dort auf mich zu warten. Ich bestellte Kaffee und Sandwichs für sie, die sie aber nicht anrührte.

Ich rief Frank an und musste ihm bestätigen, dass das, was Michail Koslow berichtet hatte, Wort für Wort so stimmte.

»Konntest du das nicht verhindern?«, fragte er.

»Entschuldige bitte, aber ich bin lediglich mitgereist, um Miss Hockman in ihren Job einzuweisen, und nicht als ihr Kindermädchen, um auf sie aufzupassen. Das hätte sich diese selbstbewusste Person auch sicher nicht gefallen lassen. Übrigens, dein Kapitän konnte das natürlich genau so wenig hinnehmen, wie du. Ein Freund wird der aber sicher nie von mir werden! Wie der sich uns gegenüber als Wichtigtuer benommen hat, nur weil er uns nichts zu sagen hatte, war schon schlimm. Der nimmt jeder Frau die Luft zum Atmen, abscheulich! So, und was soll ich jetzt tun?«

»Kümmere dich um Miss Hockman und halte sie vom Kapitän fern. In Kürze bekommst du ein Fax über die weitere Vorgehensweise.«

Ich ließ den Kapitän antanzen und sagte zu ihm: »Der Fall Miss Hockman wurde mir übergeben. Für Sie ist die Sache erledigt. Noch heute wird Luisa Hockman das Schiff verlassen.«

»Ich möchte mit ihr aber noch mal sprechen«, erwiderte er.

»Tut mir leid. Das ist nicht möglich. Bitte gehen Sie jetzt.«

Wutentbrannt stapfte er davon.

Wenig später klopfte ich an Luisas Bürotür und trat ein. Sie saß bedrückt an ihrem Schreibtisch.

»Du hast ja recht«, sagte sie, »da habe ich richtigen Mist

gebaut – wie konnte ich nur so blöd sein! Aber der junge Ingenieur hat mich so gereizt, da habe ich einfach die Beherrschung verloren.«

In diesem Moment schnurrte das Faxgerät.

»Hallo Anna«, stand dort, »bitte teile Miss Hockman mit, dass ihre Entlassungspapiere noch heute per Einschreiben an ihre Heimatanschrift rausgehen und dass Luisa Hockman mit sofortiger Wirkung von ihren Pflichten entbunden wird. Alle Unterlagen, die ihr zur Bearbeitung vorliegen, soll sie an dich aushändigen. Noch heute soll sie das Schiff verlassen. Anschließend hat sie das Schiff zu verlassen. Ihr Rückflug erfolgt auf Kosten der Reederei. Frank.«

Mit knappen Worten teilte ich ihr mit, was im Fax stand und sie sank mit Tränen in den Augen in meine Arme. Schließlich übergab sie mir sämtliche Unterlagen und wir verließen dann gemeinsam das Schiff, um zum Hotel zu fahren. Dort tranken wir erst mal einen Kaffee.

»Wie geht es jetzt weiter?«, wollte ich wissen. »Bleibst du noch ein paar Tage hier? Dein Zimmer steht dir ja zur Verfügung.«

Luisa schüttelte traurig den Kopf. »Nein, ich werde heute noch abreisen.«

***

Als ich am Abend ins Hotel zurückkam, war Luisa nicht mehr da. Ich dachte an unseren traurigen, aber herzlichen Abschied. Wir wollten uns auf jeden Fall in San Franzisco besuchen.

Heute Abend tröstete ich mich mit Charlie, meinem Fahrer, und nahm ihn mit aufs Zimmer, wo wir nach einem kleinen Abendessen allerhand verrückte Spielchen trieben.

Zuerst steckte ich mir einige Brandybohnen in meine Muschi und bot sie ihm zum Verzehr an.

»Nicht schlecht«, meinte er und leckte sie mir aus der Möse.

Als sie alle waren, holte er eine Flasche Champagner aus der Hausbar, machte sie auf, goss ein paar Schlucke über meinen Bauch, sodass alles in meine Muschi lief. Er schleckte und sagte: »Gieß immer langsam nach.«

Offenbar schmeckte es ihm vorzüglich, und mir tat es richtig gut. Als ich meinen ersten Orgasmus hatte, legte ich Charlie auf den Rücken und mich so auf ihn, dass ich ihm meine Muschi weiter zum Lecken darbot. Währenddessen bemächtigte ich mich seines Schwanzes und blies ihm einen. Nach wenigen Minuten kam er.

Nachdem wir Schwanz und Möse ordentlich durchgeleckt und durchgeblasen hatten, gingen wir zum Vögeln über.

Er legte mich bäuchlings über die Sessellehne und fuhr gaaanz langsam von hinten rein und gaaanz langsam wieder raus. Das machte er eine Weile. Ich verging fast vor Geilheit, und da kam es mir auch schon. Er machte in gleichem Tempo weiter. Ich begann, meinen Popo genauso langsam zu bewegen, und sofort kam auch er mit mächtigen Gestöhne.

Wir wechselten die Stellung. Er legte sich auf den dicken Teppich und ich küsste zärtlich seinen Schwanz, um mich dann auf ihn zu setzen und im gleichen Tempo wie bisher auf ihm zu reiten. So eine lange Zeit war ich noch nie in diesem langsamen Rhythmus auf ihm geblieben. Das musste ich mir merken. Er streichelte meine Möpse und ich kraulte seine Brust. Es war wie im Paradies!

Jetzt legte er mich auf den Rücken, knallte sein Rohr in mich hinein und stieß zu wie ein Stier – schnell, schneller, noch schneller …

Ich winselte und stöhnte, schlang meine Beine um ihn und er stieß weiter zu, bis wir beide zusammen kamen und glücklich lächelnd aufstanden.

Wir legten uns in mein großes Bett. Er nahm mich in den Arm, küsste mich innig und dann schliefen wir ein.

***

Der Morgen begann mit einer zärtlichen Rückenmassage, die sich nach und nach zwischen meine Schenkel verlagerte. Erst spürte ich Küsse auf meinen Po, dann auf meiner Muschi und schließlich wie eine herrliche Morgenlatte von hinten in mich hineingeschoben wurde.

Nach einem wunderschönen Höhepunkt trug mich mein Stecher in die Wanne, wusch mich überall behutsam, hob mich wieder heraus und rubbelte mich trocken. Ich küsste noch einmal zärtlich seinen Penis und war regelrecht dabei, mich in ihn zu verlieben. Wer hätte gedacht, dass ich mich in einen Fahrer, Bodybuilder und Supervögler aus Los Angeles verlieben würde ...

***

Kaum war ich wieder auf dem Schiff, traf ich auf den Kapitän, der erleichtert zu sein schien, dass Luisa nicht mehr da war. Mich behandelte er freundlich und zuvorkommend, ja fast unterwürfig. So ein mieser Schleimer! Ich war mir sicher, dass Frank ihm den Marsch geblasen und ihm eine Lektion erteilt hatte, wie man sich Damen gegenüber benimmt.

Michail, dem jungen Ingenieur, den Luisa fasst kaputtgevögelt hatte, sicherte ich die Stelle. Allerdings hatte ich Frank empfohlen, dass er den wirklich tüchtigen Mitarbeiter auf einem anderen Schiff einsetzte. Das hatte ich aus reiner Nächstenliebe getan und ganz umsonst. Dafür hat er nicht mit mir ins Bett gemusst, obwohl mir das sicher gut mit ihm gefallen hätte.

Doch bei ihm war ich nun vorsichtig. Bestimmt hatte er im Augenblick Angst vor dominanten Frauen, und es hätte mir noch gefehlt, dass sie mir den Mann mit dem Notarzt aus meinem Zimmer geholt hätten. Außerdem war ich bestens versorgt, denn mein Charlie war unersättlich, zärtlich und stürmisch. Wenn das bis zum letzten Tag so weiterginge, würde ich vollkommen durchgevögelt zu Hause ankommen.

***

Der vorletzte Tag, voller Hektik, war angebrochen. Meine Berichte waren fertig, die Schlussbesprechung erfolgte heute Vormittag, anschließend gab es ein kleines Mittagessen mit den leitenden Damen und Herren der Besatzung, dann die Verabschiedung und um vierzehn Uhr holte Charlie mich ab. Wir machten noch einen Spaziergang am Brodway, gönnten uns ein gemeinsames Abendessen und einen Schlummertrunk in einer Bar. Dann ging es ab zum Abschiedsfickerchen. So etwas hatte ich noch nie erlebt!

Charlie verwöhnte mich nach Strich und Faden. Vor Glück weinte, lachte, jammerte, wimmerte und bettelte ich um Gnade. Charlie verschlang und vernaschte mich.

Da sang ich Halleluja und war drauf und dran ihn zu fragen, ob wir für immer zusammenbleiben wollten.

Am nächsten Morgen war ich noch völlig mitgenommen und schwankte zum Wagen. Mit letzter Kraft stieg ich später ins Flugzeug ein, wo ich mich in meinen Sitz fallen ließ, eine Flasche Wasser bestellte, diese fast austrank und sofort einschlief.

Ich dachte lächelnd zurück, befühlte noch einmal meine Muschi, die sich ganz komisch anfühlte, so als wenn Charlies Schwanz noch drinnen stecken würde. Und schon schlief ich wieder ein und träumte von Charlie und seinen unvergesslichen Spielen, die er mit mir und meiner Muschi gemacht hatte. Wenn es für Sexkünstler einen Orden gäbe, er hätte ihn verdient!

***

Am nächsten Tag ging es zum Rapport zu Frank in die Reederei. Er war sehr zufrieden mit meiner Arbeit.

»Jetzt muss ich uns einen Ersatz für Miss Hockman suchen, offenbar wird das nicht ganz einfach«, überlegte er. »Falls es mir in absehbarer Zeit nicht gelingt, würdest du so lange einspringen?«

Ich brauchte nicht nachzudenken und sagte sofort freudig zu.

So waren die Weichen gestellt. Nadja hatte sich in der kurzen Zeit unsterblich in einen jungen Arzt verliebt und würde nächste Woche zu ihm ziehen. Das kam uns sehr gelegen, denn nun würde ich sie eh nicht brauchen. Die anderen Vögel-Brüder und Vögel-Schwestern würden wohl eine Weile ohne mich auskommen, es dauerte ja nicht ewig.

***

Als ich nach Hause kam und mein Zimmer betrat, standen dort Burt, der Chauffeur, und Dave, der Gärtner. Sie waren splitternackt, die Schwänze stocksteif, jeder hielt einen dicken Blumenstrauß in der Hand und grinste.

Blitzschnell zogen sie mich aus und fielen voller Lust über mich her. Es war eine Wonne!

Weitere erotische Geschichten:

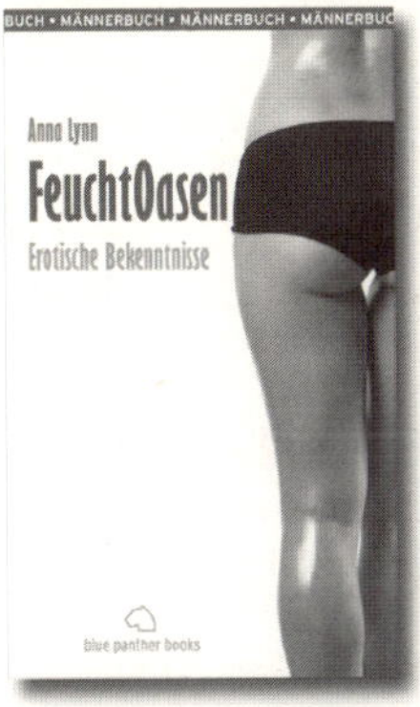

Anna Lynn
FeuchtOasen

Anna Lynn berichtet aus ihrem wilden,
erotischen Leben.
Es ist voll von sexueller Gier,
Wollust und wilden Sexpraktiken.

Anna Lynn kann immer, will immer und
macht es immer ... Sex!
Pastorinnen, Reitlehrer, Architekten, Gärtner,
Chauffeure, Hausdamen & Co.
Alle müssen ran!

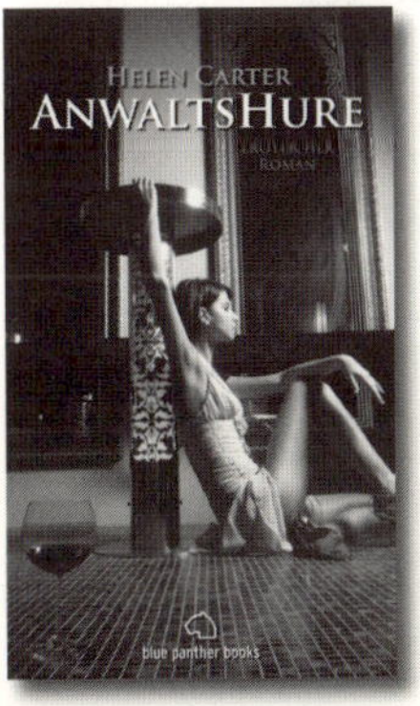

Helen Carter
AnwaltsHure

Eine Hure aus Leidenschaft,
ein charismatischer Anwalt und
ein egozentrischer Sohn ...

... entführen den Leser in die Welt
der englischen Upper Class,
in das moderne London des Adels,
des Reichtums und der scheinbar
grenzenlosen sexuellen Gier.

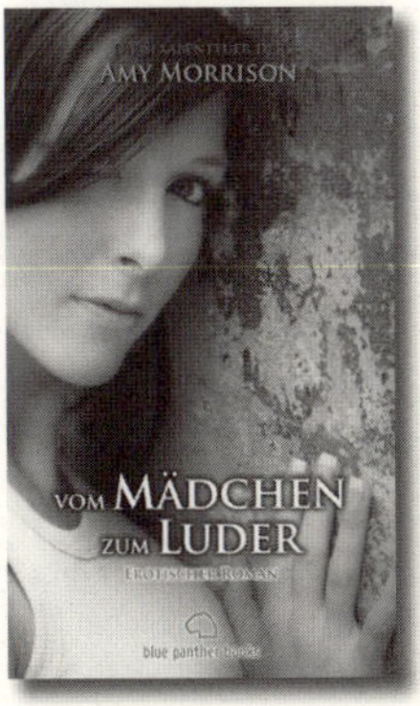

Amy Morrison
vom Mädchen zum Luder

Begleiten Sie Amy auf ihrem Weg
vom Mädchen zum Luder!

Amys Bedürfnis nach Sex wird von ihrem Freund
nicht befriedigt.

So geht sie ins Internet auf ein erotisches Portal,
wo sie einen Mann nach dem anderen anlockt
und es mit ihnen an vielen verschiedenen
Orten treibt.

Ihr Hunger ist geweckt und kennt keine Grenzen ...

Weitere erotische Geschichten:

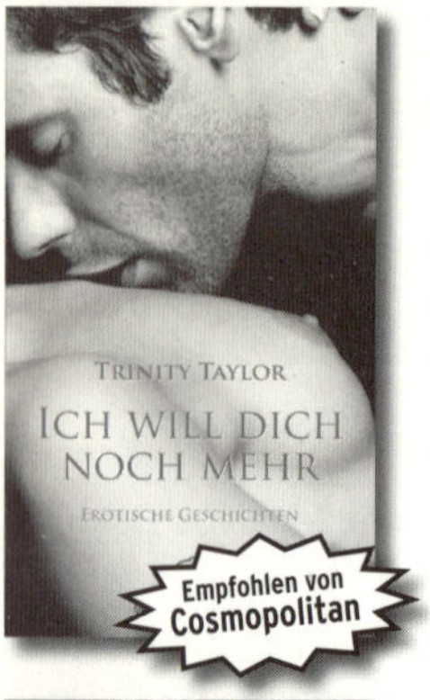

Trinity Taylor
Ich will dich noch mehr

Trinity Taylors erotische Geschichten berühren erneut alle Sinne:

Während einer TV-Produktion im Fahrstuhl,
mit dem Ex auf der Massageliege,
mit Gangstern undercover im Lagerhaus
oder im Pferdestall mit dem »Stallburschen«...

Spannend und lustvoll knistern die neuen Storys voller Erotik und Leidenschaft. Sie fesseln den Leser von der ersten bis zur letzten Minute!

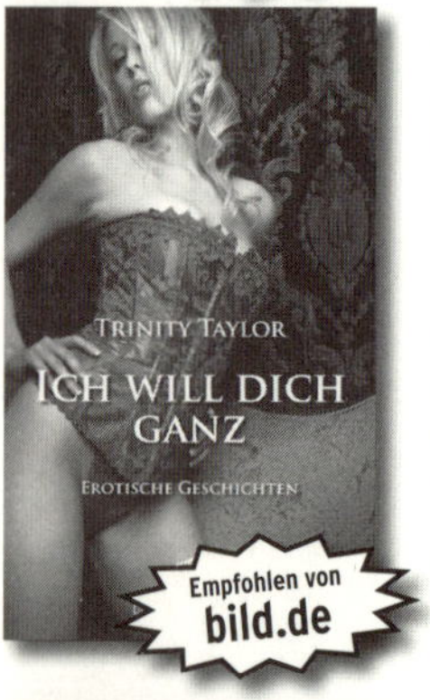

Trinity Taylor
Ich will dich ganz

Trinity Taylor entführt den Leser in Geschichten voller lasterhafter Fantasien & ungezügelter Erotik:

Im Theater eines Kreuzfahrtschiffes, auf einer einsamen Insel mit einem Piraten, mit der Freundin in der Schwimmbad-Dusche
oder mit zwei Männern im Baseballstadion ...

Trinity überschreitet so manches Tabu und schreibt über ihre intimsten Gedanken.

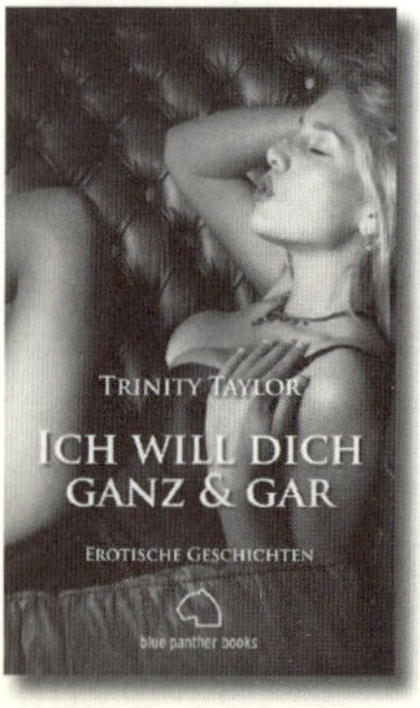

Trinity Taylor
Ich will dich ganz & gar

Lassen Sie sich von der Wollust mitreißen und fühlen Sie das Verlangen der neuen erotischen Geschichten:

Gefesselt auf dem Rücksitz,
auf der Party im Hinterzimmer,
»ferngesteuert« vom neuen Kollegen
oder in der Kunstausstellung ...

»Scharfe Literatur! - Bei Trinity Taylor geht es immer sofort zur Sache, und das in den unterschiedlichsten Situationen und Varianten.« BZ, die Zeitung in Berlin